Larsen · Miescher
Entspannter Kiefer

Spiraldynamik®: intelligent movement

Fehlbelastung und Veranlagung sind Schlüsselfaktoren bei der Entstehung von Problemen des Bewegungssystems. Häufigste Ursachen sind nicht nur erblich bedingt, sondern in chronischer Fehlbelastung zu suchen. Diese führt zu vorzeitiger Abnutzung und Schmerzen. Sie schränken die Lebensqualität vor allem in der zweiten Lebenshälfte oft massiv ein. Kommen Sie solchen Fehlbelastungen frühzeitig auf die Spur: Spiraldynamik® ist gelebte Prävention von Kopf bis Fuß.

Das erste Spiraldynamik Med Center befindet sich an der Privatklinik Bethanien in Zürich. Die Website www.spiraldynamik.com informiert Sie über weitere Standorte, Therapieangebote und Tageskurse.

Adresse und Kontakt:
Spiraldynamik Med Center
Privatklinik Bethanien
Restelbergstraße 27
CH-8044 Zürich

Telefon +41(0)8 78 88 68 88
Telefax +41(0)8 78 88 68 89
E-Mail: zuerich@spiraldynamik.com

Bea Miescher
Bea Miescher ist Fachjournalistin und Physiopädagogin. Sie publiziert für Spiraldynamik und ist Mitbegründerin der Fuß-Schule für Kinder. Sie vermittelt Anatomie als Abenteuerreise durch den menschlichen Körper und macht sie auch für Laien erleb- und erlernbar.

Dr. med. Christian Larsen
Der Arzt und Mitbegründer der Spiraldynamik®, geboren 1956 in Basel, gründete 2000 das Spiraldynamik Med Center an der Privatklinik Bethanien. Im Medizinischen Zentrum und in der Akademie widmet er sich Patienten, Forschung und Ausbildung. Seine Bücher sind Bestseller und haben alle dasselbe Thema: Kunst und Wissenschaft menschlicher Bewegung.

Dr. med. Christian Larsen
Bea Miescher · unter Mitarbeit von
Dr. med. et med. dent. Dominik A. Ettlin

Entspannter Kiefer

- Beschwerden einfach wegtrainieren
- Die besten Übungen aus der Spiraldynamik®

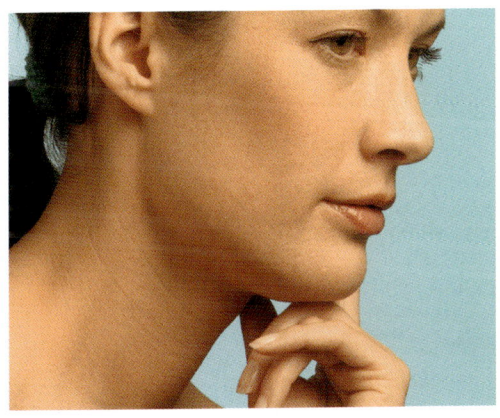

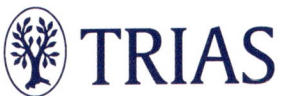

Entspannter Kiefer

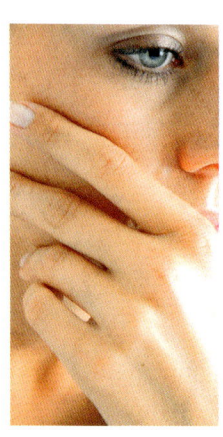

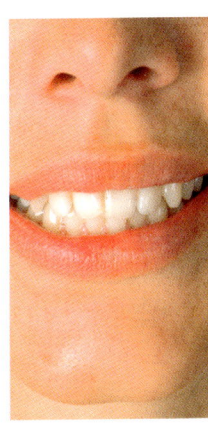

Zähne

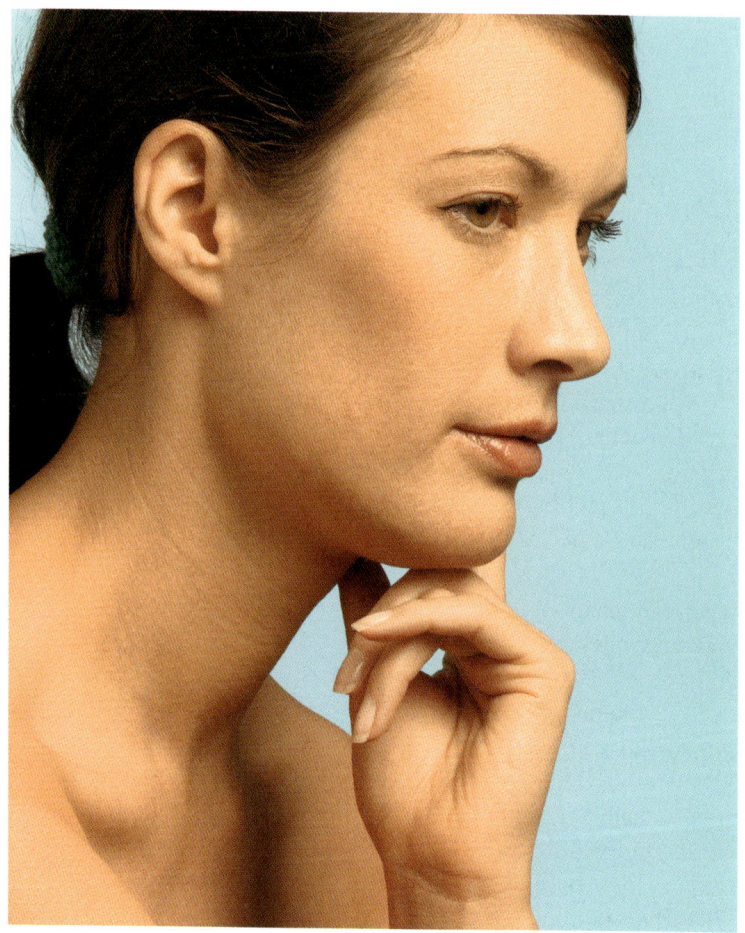

Kiefergelenk:
Kiefer und Mund sind sensible Schwerarbei-
ter. Umso wichtiger werden wohldosierter
Krafteinsatz und gezielte Entspannung.

Lockerer Kiefer – entspannt und kraftvoll

Wer kennt nicht solche Sätze wie „beiß die Zähne zusammen", „Biss haben" oder „jemandem die Zähne zeigen", „jemandem auf den Zahn fühlen" oder „an einem Problem kauen". Früher dienten die Zähne sowohl der Nahrungsaufnahme als auch der Verteidigung. Heute lernt bereits jedes Kleinkind, dass Beißen eine nicht zu tolerierende Aggression ist. Die archaische Funktion bleibt jedoch bestehen: Das Aggressionspotenzial der Zähne richtet sich vor allem nach innen! Ein hoher Prozentsatz der Menschen verbringt die Nächte „zähneknirschend" im Bett. Da wundert es nicht, dass Knirsch-Patienten irgendwann „auf dem Zahnfleisch laufen": Leidtragend dabei sind neben den Zähnen auch die Kiefergelenke.

Das Kiefergelenk ist dank einer genial komplexen Konstruktion ein wirkungsvolles und sensibles Kau- und Mahlwerk. Auf unnatürliche Belastungen reagiert es sehr anfällig. Wussten Sie, dass sich die oberen und unteren Zähne sozusagen nie berühren? Nur beim Schlucken kommen obere und untere Zahnreihe kurzzeitig in Kontakt. Sonst gibt es für Zähne keinen anatomischen Grund, sich aneinender zu reiben: Deshalb zeitigt das nächtliche Zähneknirschen oft unrühmliche Auswirkungen. Diese Publikation liefert mit anatomischen Einsichten, präventiven Aussichten und konkreten Übungen Entspannung für „Knirscher" und solche, die es nie werden wollen.

Anwendung

Wie Sie das Buch wirkungsvoll einsetzen

Bevor Sie sich an die Übungen wagen: Lesen Sie den Anatomie-Teil, bis Sie das Wesentliche gut verstanden haben. Stellen Sie sich die Bewegungen innerlich vor – wie ein Skirennfahrer vor dem Start. Bewegungsführung findet im Kopf statt! Danach beginnen Sie mit den Übungen. Beginnen Sie der Reihe nach und bauen Sie sich das Programm in Ihrem Tempo auf. Später können Sie die für Sie wirkungsvollsten Übungen gezielt trainieren.

Für wen sind die Übungen gut?

Grundsätzlich für alle, mit Ausnahme von frisch Operierten, Verletzten oder wenn Sie akute Schmerzen haben. Holen Sie im Zweifelsfall zahnärztlichen Rat. Bei chronischen Schmerzen ist Üben dann gut, wenn die Schmerzen während oder nach den Übungen nicht zunehmen.

Schmerzen

Auch hier gilt: Im Zweifelsfall den Arzt oder Zahnarzt fragen: Bei richtig ausgeführten Dehnübungen macht sich leichter Zugschmerz in der Dehnposition bemerkbar: Bei gutem Gesundheitszustand darf mit dieser Grenze gespielt werden, solange das Ziehen nicht ruckartig zunimmt, sondern langsam gesteigert wird. Aber Vorsicht vor zu viel Ehrgeiz. Medaillen gibt es keine zu gewinnen – nur Gesundheit!

Richtig und falsch

Oft ist der Unterschied vorerst nur schwer zu erkennen. Vergleichen Sie die Bilder mit richtig und falsch achtsam. Geben Sie sich Zeit und erproben Sie die feinen Unterschiede im eigenen Körper. Die verfeinerte Wahrnehmung ist Ihr Trainingserfolg.

Dosierung

Üben Sie grundsätzlich nach Angaben in diesem Buch während rund sechs Wochen. Danach sollten Sie merkliche Qualitätsverbesserungen in Ihrer Bewegung und Linderung von Beschwerden feststellen können. Trainieren Sie lieber wenig und präzise als verbissen nach Plan.

Was ist dreidimensionale Bewegung?

Oft ist von 3D-Bewegung die Rede: Intelligente Bewegung findet immer in allen drei Dimensionen statt . Zweidimensionale Klappbewegungen sind eingeschränkt. Lesen Sie mehr darüber im Kapitel „Anatomie".

Hilfsmittel

Spiegel: Kontrollieren Sie die Übungen vor dem Spiegel. Gehen Sie öfter mal ganz nahe heran und beobachten Sie die subtilen Bewegungen und Unterschiede.

Spiraldynamik

Leisten Sie sich die Überprüfung Ihrer Übungsgewohnheit bei einer Spiraldynamik®-Fachperson: Sie kann Ihnen wertvolle Tipps für mehr Bewegungsqualität und mehr Wohlbefinden geben. Rund tausend Adressen im deutschsprachigen Raum finden Sie unter www.spiraldynamik.com

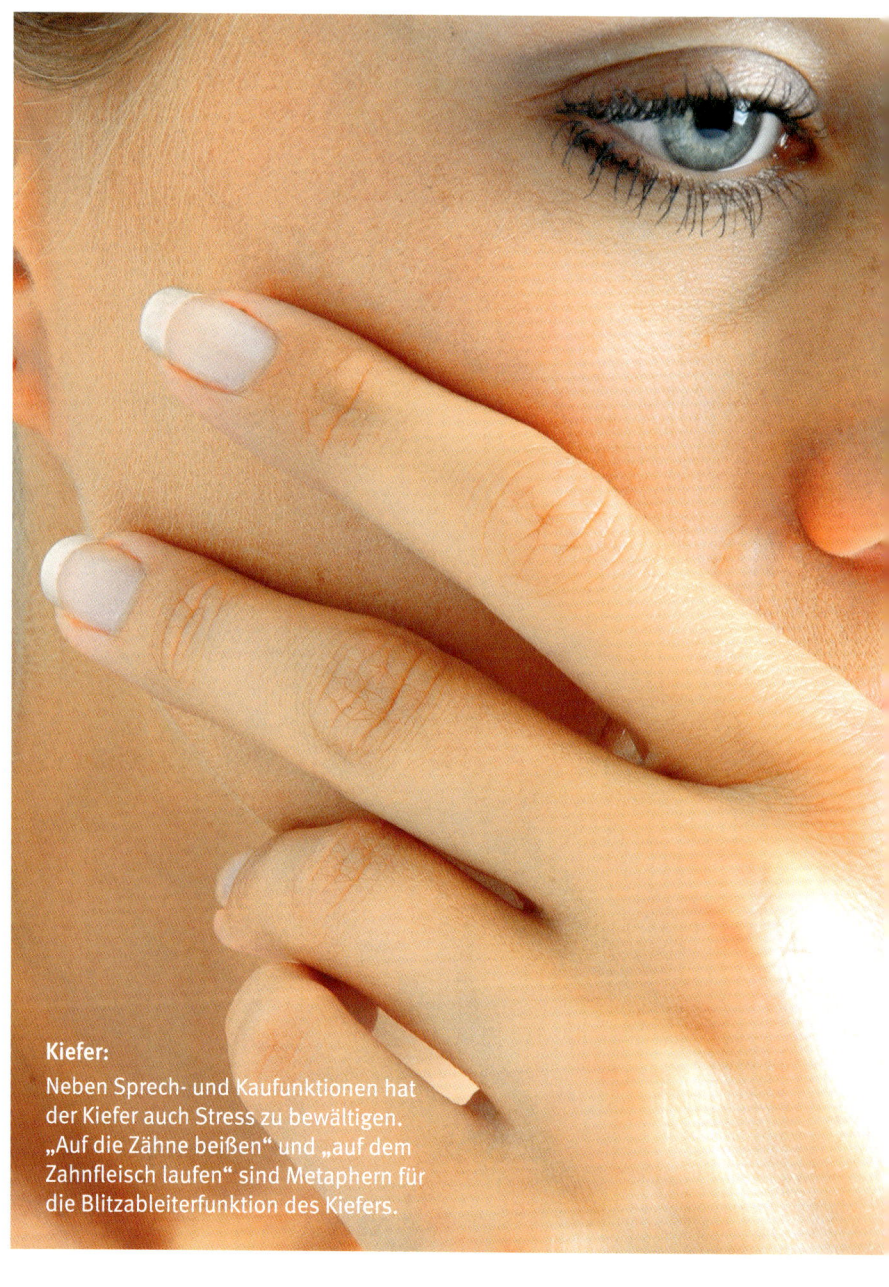

Kiefer:
Neben Sprech- und Kaufunktionen hat
der Kiefer auch Stress zu bewältigen.
„Auf die Zähne beißen" und „auf dem
Zahnfleisch laufen" sind Metaphern für
die Blitzableiterfunktion des Kiefers.

Lockerer Kiefer: Verständnis steht am Anfang der Entspannung

Die Aufgabe des Kiefergelenks ist das Öffnen und Schließen des Mundes. Auf den zweiten Blick eine „Multitask-Aufgabe": Beißen, Kauen, Sprechen, Schlucken, Atmung und Mimik erfordern eine hoch spezialisierte Gelenkdynamik. Der Kaumuskel ist auf den Muskelquerschnitt bezogen der stärkste Muskel des Menschen. Sensibilität ermöglicht zudem präziseste Kraftdosierung, vom kräftigen Biss über die genüssliche Knabberei bis zur kunstvollen Feinmotorik. Weitere Glanzleistungen erbringt das „Mundwerk" in der Musik: Blasinstrumente erklingen nicht, wenn die perfekte Lippenposition fehlt, Sänger beherrschen Spannung und Entspannung der Kiefer- und Gesichtsmuskulatur bis zur Perfektion.

Weil der Gesichtsausdruck eng mit Gefühlen verbunden ist, kommt es im Kausystem unter psychischer oder physischer Belastungen zu unbewusster Verspannung: Zähne zusammenpressen oder mit den Zähnen knirschen sind die häufigsten Zeichen. Anhaltende Überlastungen der Muskeln bei Verspannungszuständen führen zu Muskelschmerzen. Sie werden oft als Gesichtsschmerz oder beim Schläfenmuskel als Kopfschmerz wahrgenommen – gerade am Morgen.

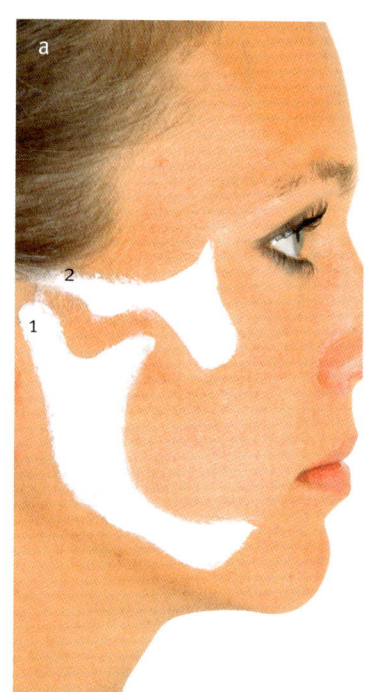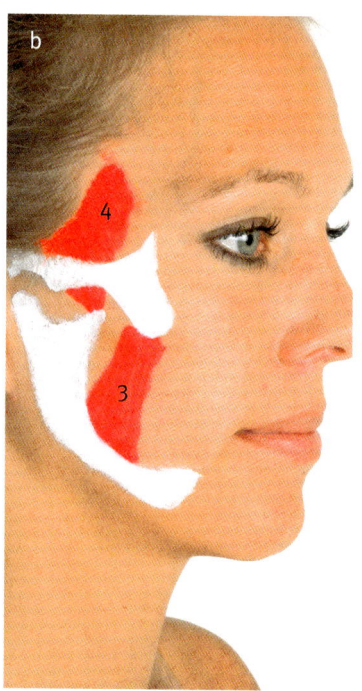

Kiefergelenk:

a) Das Gelenk wird durch Unterkiefer (1) und Schädelknochen (2) gebildet! Wer hätte gedacht, dass der Oberkiefer nicht im Spiel ist! b). Der Massetermuskel (3) und der Schläfenmuskel (4) sind für kräftigen Mundschluss beim Beißen und Kauen verantwortlich.

Schädel:
Knochenkugel mit großer Klappe

Wie jedes Gelenk verbindet das Kiefergelenk zwei Knochen. Aber anders als man vermuten könnte, verbindet das Gelenk nicht Ober- und Unterkiefer. Der Oberkiefer ist fest mit dem Schädel verwachsen und daher nicht beweglich. Nur der Unterkiefer ist beweglich und bildet mit dem Schädelknochen, genauer gesagt mit dem Schläfenbein, das Kiefergelenk. Es liegt unmittelbar vor dem äußeren Ohrgang. Der Schädel ist sozusagen eine Kugel mit einer großen Klappe. Diese ist an Muskeln aufgehängt. Legen Sie einen Finger vors Ohr und gähnen Sie: Der Schädel bleibt am Ort, der Unterkiefer dreht und schiebt sich nach vorn. Legen Sie den kleinen Finger in den äußeren Gehörgang und drücken Sie sanft nach vorn. Beim Öffnen und Schließen ist das arbeitende Gelenk gut tastbar.

Kiefermuskeln:
Kleine zum Öffnen, große zum Schließen

Der Unterkiefer wird beim Zubeißen durch kräftige Muskeln gegen die Schwerkraft hochgezogen: Einer der maßgeblichsten Schließmuskeln ist der Schläfenmuskel. Er entspringt breit an der Schläfe und setzt am vorderen Knochenfortsatz des Unterkiefers, am Kronenfortsatz, an. Der Schläfenmuskel ist bei Verspannungen eine häufige Ursache von Kopfschmerzen. Der Massetermuskel, ein viereckiges Muskelpaket, verläuft über die gesamte hintere Wangenpartie und endet am unteren Rand des Unterkiefers. Der Flügelmuskel liegt versteckt in der Tiefe des Kiefergelenks. Vergleichbar klein sind die Muskeln für die Mundöffnung. Logisch: Kraft braucht beim Beißen und Kauen die Schließung, nicht die Öffnung.

Kiefer

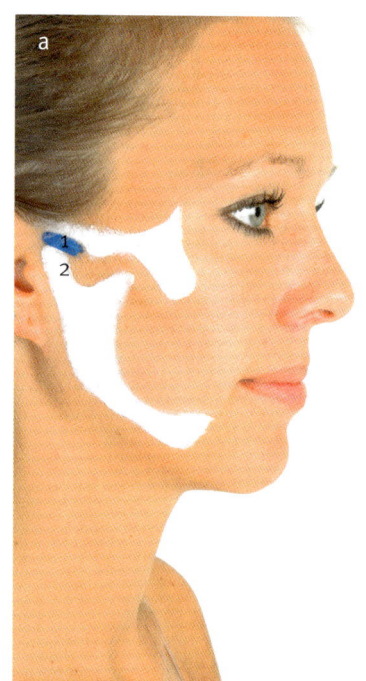

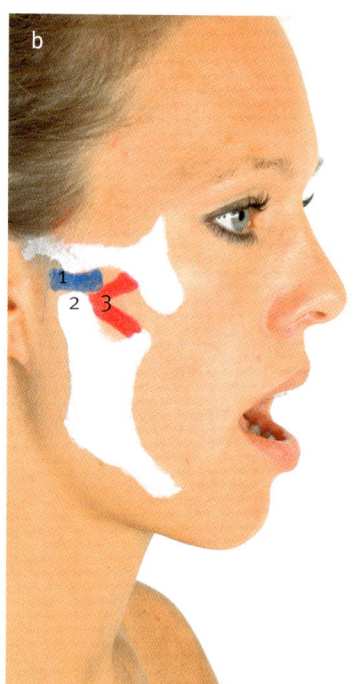

Installation:
a) Die Knorpelscheibe (1) dient als komfortables Unterlagekissen für die Dreh-Gleit-Bewegung des Kieferköpfchens (2). b) Die Mundöffner (3) sind im Vergleich zu den Schließ- und Kaumuskeln sehr klein.

Kiefergelenk:
Schwebende Aufhängung mit Biss

Kiefergelenk und Schädel bilden zusammen das Kiefergelenk. Die Öffnung des Mundes entspricht einer Doppelbewegung. Öffnen und Schließen erfolgen durch eine kombinierte Gleit- und Drehbewegung im Kiefergelenk: Der Flügelmuskel zieht das Kiefergelenkköpfchen nach vorn, die Hals- und Kinnmuskeln ziehen den Kiefer nach unten. Eine Drehbewegung, die den Oberkiefer nach unten bringt und eine Gleitbewegung, die den Kiefer nach vorn gleiten lässt. Diese Dreh-Gleit-Bewegung ist hoch spezialisiert und bei unsachgemäßem Einsatz auch pannenanfällig. Auffallend ist ein zweiter Knochenfortsatz am Unterkiefer, der unter dem Wangenknochen versteckt ist und Kronenfortsatz genannt wird. Wichtiges Detail: Der Unterkiefer ist durch die Gesamtheit der Schließmuskeln an der Schädelbasis „schwebend" aufgehängt.

Knorpelscheibe:
Ein fahrbarer Untersatz für das Gelenkköpfchen

Das Kieferköpfchen bedient sich für die Dreh-Gleit-Bewegung einer interessanten und komfortablen Lösung. Eine kleine Knorpelscheibe, der so genannte Diskus, transportiert das Gelenkköpfchen wie auf einem bequemen Rutschkissen nach vorn und wird dabei teilweise aus der Pfanne geschoben. Der kleine Diskus luxiert etwas. Schlangen können ihr Kiefergelenk vollständig luxieren, um ein Beutetier verschlingen zu können. Bei Menschen luxiert das Kiefergelenk nur teilweise. Wir schlingen ja nicht, sondern essen: Beim Kauen und Mahlen der Speisen wird der Unterkiefer auf einer Seite etwas mehr, auf der Gegenseite etwas weniger nach vorn geschoben.

Kiefer

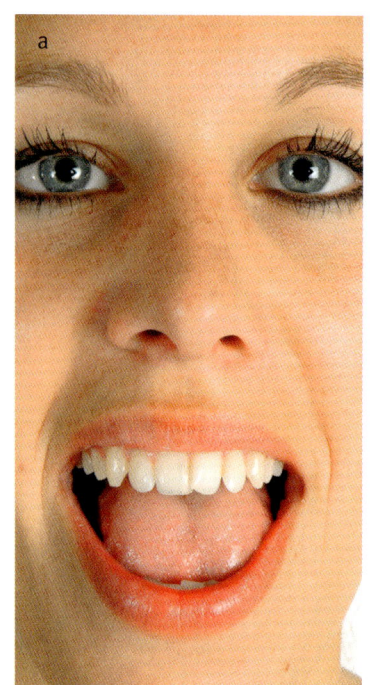 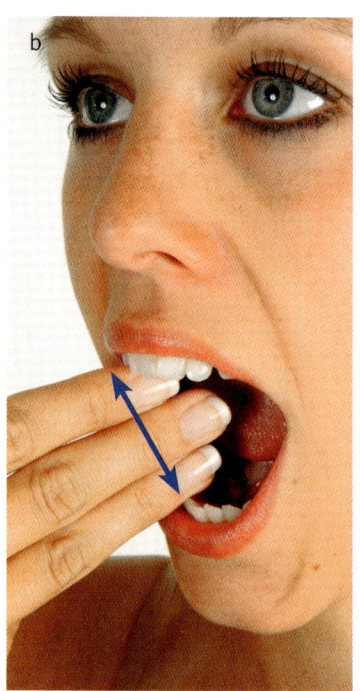

Maximalöffnung:
a) Öffnen und schließen Sie den Mund ein paar Mal locker. b) Messposition in maximaler Öffnung. Drei Finger breit Mundöffnung ist – Handgelenk mal Pi – gut.

Mundöffnung:
Schließmuskeln sollen auch loslassen können

Ziel
Bestimmen Sie Ihre maximale Mundöffnung.

Ausgangstellung
Messen Sie sitzend oder stehend, am besten vor einem Spiegel.
Schließen und entspannen Sie den Mund. Sie können ein Messband
benutzen. Einfacher geht es mit den eigenen Fingern in Fingerbreiten
als Maßeinheit.

Aktion
Öffnen Sie den Mund mir einer gleichmäßigen Bewegung. Achten Sie
beim Öffnen auf Knackgeräusche und auf seitliche Abweichungen des
Unterkiefers. Öffnen Sie den Mund so weit es angenehm geht, bis das
Kiefergelenk die maximale Öffnungsmöglichkeit erreicht. Gemessen
wird die Distanz zwischen oberen und unteren Schneidezähnen in
Querfingerbreiten wie abgebildet. Normal ist eine Mundöffnung von
drei bis vier Fingerbreiten. Chronisch verspannte Kieferschließmuskeln führen zu einer verminderten Mundöffnung, es haben nur noch
zwei Finger nebeneinander zwischen den Zahnreihen Platz. Natürlich
können Sie die Messung präziser mit einem Messgerät in Zentime-
tern vornehmen. Seitliche Abweichungen sind meist durch einseitige
Bewegungseinschränkungen im Kiefergelenk bedingt. Sie sind fast
immer Zeichen oder Vorboten von Diskusproblemen, Überlastung
und Abnutzung.

Kiefer

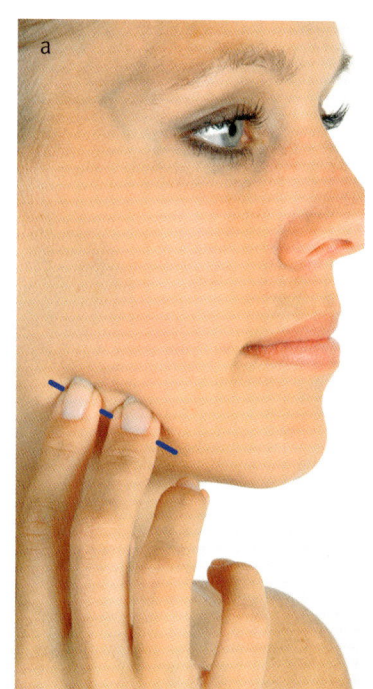

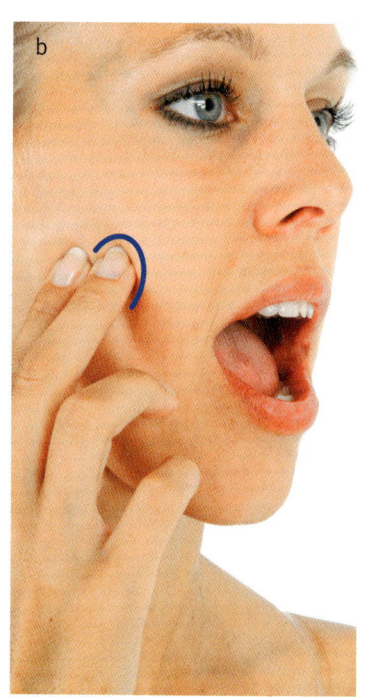

Entspannungstest:

Zu stark angespannte Muskeln reagieren an ihren Ansatzsehnen schmerzhaft auf Zug und Druck: Tastpunkte der Muskelansätze geben Aufschluss über den Muskeltonus Ihrer Kieferschließmuskeln. a) Unterer Ansatz des Massetermuskels. b) Ansatz des Schläfenmuskels bei geöffnetem Mund.

Muskeltonus:
Bestimmen Sie Ihre Muskelspannung

Leidtragend wie bei allen Muskelverspannungen sind die Sehnenansätze. Paradebeispiel ist die Achillessehnenentzündung bei verkürzter und verspannter Wadenmuskulatur. Der Ansatz des Masseters kann unten am Unterkieferrand ertastet werden. Beim Ansatz des Schläfenmuskels ist es schwieriger: Der Mund muss weit geöffnet werden, damit der vordere Unterkieferfortsatz unter dem Jochbeinbogen hervortritt. Haben Sie diese Stelle gefunden, so geben Sie mit den Fingern unterschiedlich stark Druck darauf. Schmerzt die Ansatzstelle bei leichtem oder mittlerem Druck, ist dies ein sicheres Zeichen dafür, dass die Kaumuskulatur verspannt ist. Erhöhte Muskelspannung – insbesondere beim Masseter – ist oft schon mit bloßem Auge durch den hervortretenden oder unwillkürlich zuckenden Muskel erkennbar.

Kiefer

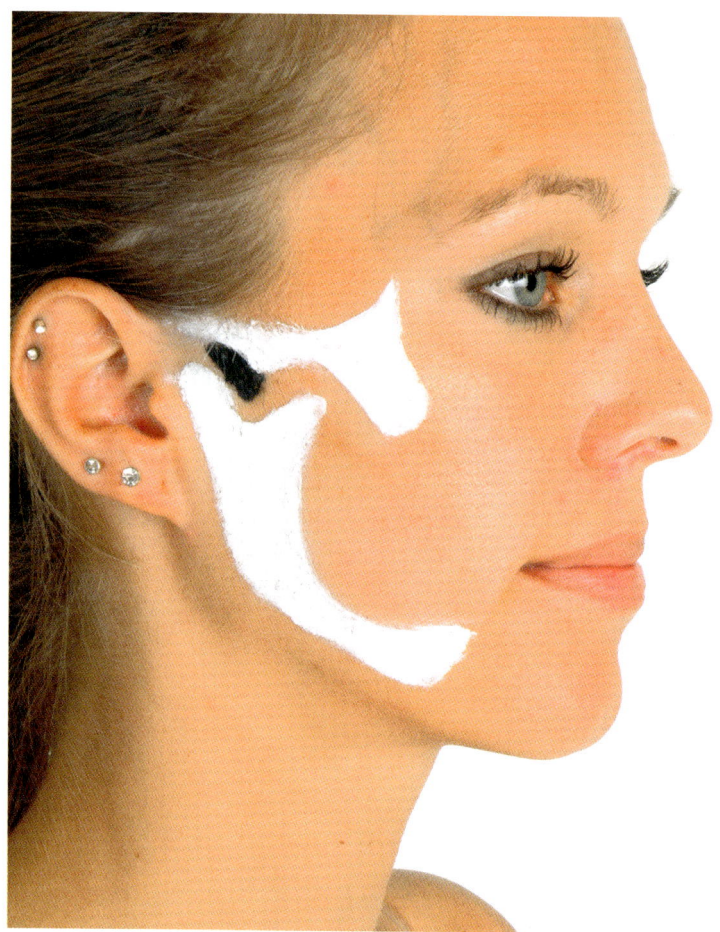

Knackgeräusch:

Knacken im Kiefer ist meist auf einen vorverlagerten Diskus (schwarz) zurückzuführen. Das Gelenkköpfchen gleitet nicht mehr auf seinem Kissen, sondern muss darüber springen. Dieser Hüpfer erzeugt das Knackgeräusch.

Knacken:
Etwas „beknackt" darf jeder mal sein

Das Kiefergelenk macht oft durch ein knackendes Geräusch bei Mundöffnung auf sich aufmerksam. Aber keine Angst, das Kiefergelenkknacken ist harmlos und häufig: Studien zeigen, dass jede dritte Person im Verlauf des Lebens für kürzere oder längere Zeit ein hörbares Kieferknacken oder Reibegeräusch hat. Das Geräusch entsteht, wenn sich die Ruhelage der Knorpelscheibe gegenüber dem Kieferköpfchen verändert hat. Das Kieferköpfchen schiebt sich also unter das Kissen nach vorn. So kommt es zur typischen Vorverlagerung der Knorpelscheibe vor das Kieferköpfchen. Wenn dieses nun bei der Mundöffnung nach vorn gleiten soll, muss es das Knorpelhindernis überwinden. Dieser Hüpfer unter den Diskusrand mit anschließendem Einrasten wird als Knacken wahrgenommen. Das Gleiche geschieht auf dem Rückweg. Beim Mundschluss rutscht das Köpfchen wieder nach hinten, der Diskus bleibt vorne – knack! Eine Behandlung dieser Situation ist nicht notwendig, die Knackgeräusche verschwinden meist spontan wieder. Häufigste Ursache für die Diskusvorverlagerung: Durch nächtliches Zähneknirschen wird die Knorpelscheibe zwangsläufig vorverlagert.

Kiefer

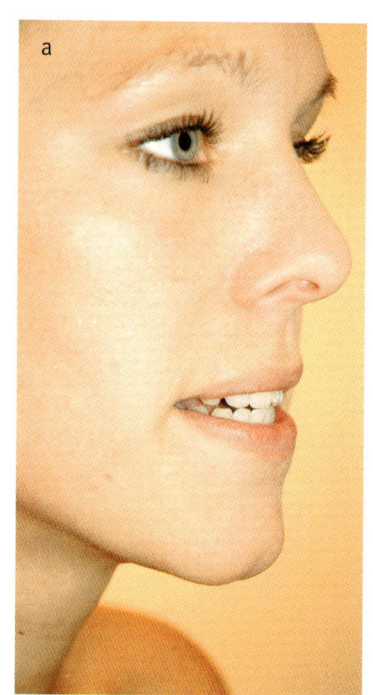

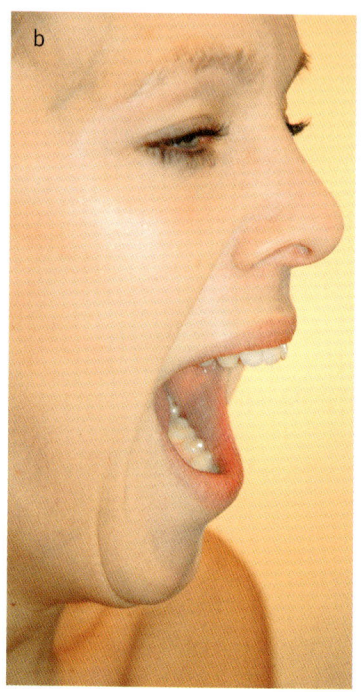

Verklemmt – gesperrt:

a) Kieferklemme – der Mund kann nicht geöffnet werden, weil der vorverlagerte Diskus die Bewegung blockiert. b) Kiefersperre – der Mund kann nicht geschlossen werden. Das Gelenkköpfchen rutscht über den Diskus nach vorn, renkt aus und findet den Rückweg nicht mehr.

Klemme und Sperre:
Pannen in der Kiefermechanik

Nicht immer verläuft das Vorrutschen des Diskus so problemlos wie beim Kieferknacken. In Ausnahmefällen versperrt die Knorpelscheibe den Weg und verhindert, dass der Unterkiefer nach vorn gleiten kann. Der Diskus ist nicht einfach nur im Weg, sondern wirkt als unüberwindbare Barrikade. Entsprechend kann der Mund nicht mehr geöffnet werden. Dieses Phänomen nennt man Kieferklemme. Auch andersherum ist's möglich: Bei der Kiefersperre ist der Mund offen und kann nicht mehr geschlossen werden. Typischerweise ist das Gelenkköpfchen aus der Gelenkpfanne nach vorn hinausgesprungen und ganz ausgerenkt, wie vorher bei der Schlange beschrieben. Das kann beim starken Gähnen passieren. Selbsthilfe ist selten möglich. Das Köpfchen findet den Weg nicht mehr zurück. Das Kiefergelenk hat sich sozusagen selbst aus den Angeln gehoben. Beide Probleme bedürfen fachärztlicher Behandlung.

Eine einleuchtende Eselsbrücke hilft, die beiden Begriffe Kieferklemme und Kiefersperre auseinanderhalten zu können. Denken Sie beide Male an eine Tür! Bei der Kieferklemme: Die Türe klemmt und lässt sich nicht mehr öffnen. Bei der Kiefersperre: Die Türe ist und bleibt sperrangelweit offen.

Kiefer

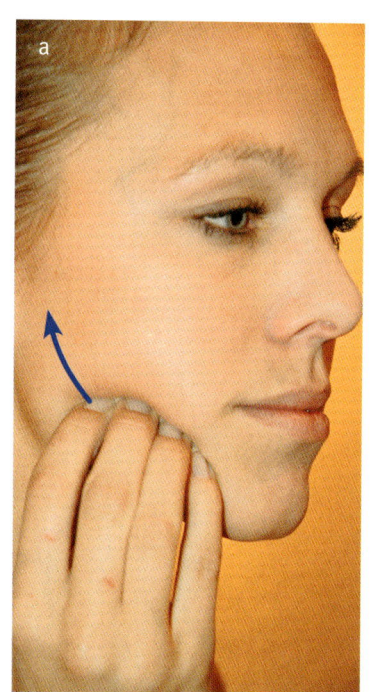

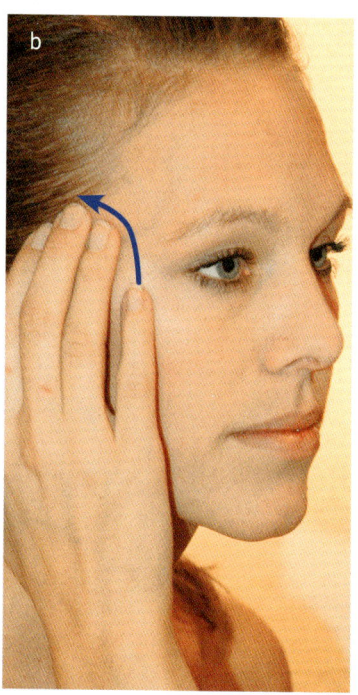

Massage:
Ob verspannt oder nicht, diese Massage tut Muskeln und Sehnenansätzen gut. a) Der Ansatz des Massetermuskels wird am Unterkieferrand von vorn nach hinten mit mäßigem Druck massiert. b) Gleiches Verfahren mit dem Ursprung des Schläfenmuskels, von den Augen nach hinten in den Haaransatz.

Massage:
Entspannung für Schwerarbeiter

Ziel

Wahrnehmung von Spannung und Entspannung in den Kieferschließmuskeln.

Start

Setzen Sie sich mit aufrechter entspannter Kopfhaltung hin. Der Nacken ist lang, zwischen Hals und Kinn entsteht ein rechter Winkel.
Öffnen und schließen Sie den Mund einige Male und ertasten Sie dabei die drei Hauptregionen der Kieferschließmuskeln. Wenn Sie diese
Ansätze nicht gleich finden, beißen Sie leicht die Zähne zusammen,
alle drei springen vor, dicht und emsig! Erstens: Ansatz des Masseter, hinten am Unterkieferrand, kurz vor dem Übergang zum Hals.
Zweitens: Ursprung des Massetermuskels, gleich vor den Ohren und
unter dem Jochbein auf Höhe zwischen den Ohrläppchen. Drittens:
Ursprung des Schläfenmuskels, gleich an Ihren Schläfen beim Haaransatz.

Aktion

Gehen Sie mit allen drei Muskelansätzen gleich vor: Streichen Sie sie
mit sanftem Druck fern der Schmerzgrenze, aber mit gutem Kontakt
nach hinten aus. Legen Sie dazu drei Finger direkt auf den Muskel
und massieren Sie ihn nach hinten. Der Gedanke, eine fast leere
Zahnpastentube sanft auszudrücken, kommt der Bewegung nahe.
Vom unteren Masseteransatz gegen den Hals. Vom oberen Ursprung
bis hin zu den Ohren und vom oberen Schläfenmuskelursprung nach
hinten ins Haar.

Übungen

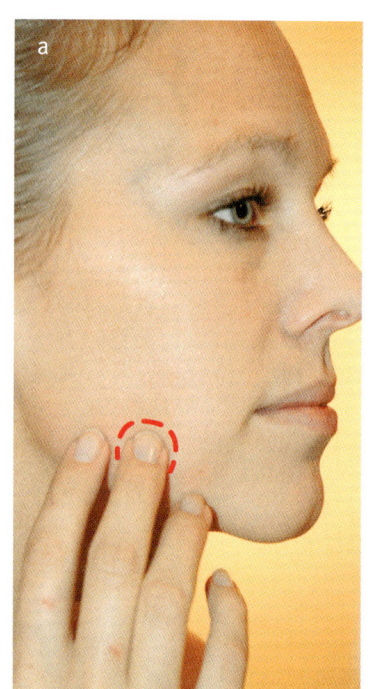

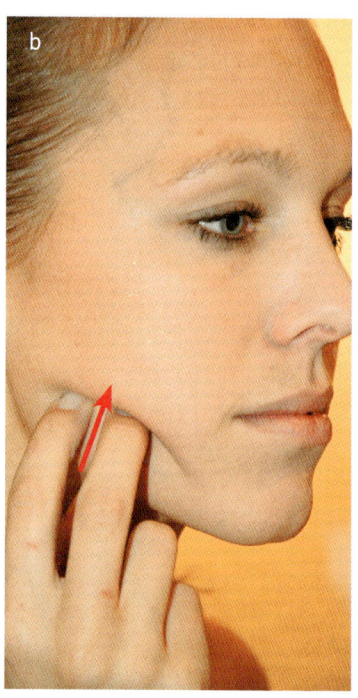

Dosierungsfehler:
a) Zu wenig Druck bewirkt nichts, da nur die Haut ausgestrichen oder bewegt wird. b) Auf zu viel Druck reagiert der Muskel mit Anspannung – suchen Sie den richtigen Wohlfühlbereich.

Kontrolle

Zwei Fehler gilt es zu vermeiden. Erstens: Drücken Sie keinesfalls in den Schmerz hinein. Überdruck führt in Gelenk und Muskel zu einer natürlichen Abwehrreaktion. Die Muskeln krampfen noch mehr, um das Gelenk und seine Weichteile zu schützen. Respektieren Sie diese Grenze unbedingt. Lassen Sie es sich gut gehen in dieser Wellness-übung, bauen Sie den Druck im Wohlfühlbereich auf. Zweitens: Massieren Sie nicht die Haut an der Oberfläche, sondern den Muskel in der Tiefe. Ihre Fingerbeeren gleiten „durch" die Haut in die Tiefe und nehmen den Muskel wahr. Dieser bleibt entspannt, während er durch die gleitenden Fingerbeeren massiert wird. Es ist etwas Übungssache, den richtigen Druck zu finden: Geben Sie sich und den Muskeln Zeit, sich an die neue Fürsorge zu gewöhnen!

Dosierung

3-mal 3 Minuten täglich.

Blitzübung

Alle Formen von Pausen und Wartezeiten laden ein, um den Stress beladenen Muskeln eine erquickende Massage zu schenken.

Kiefer

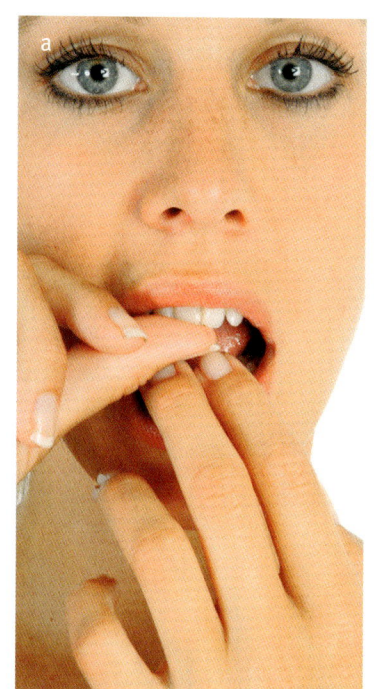 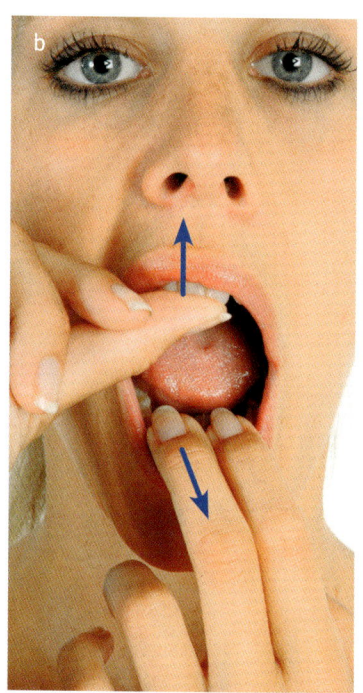

Stretching:
a) Ausgangsposition. b) Maximale Öffnung im Wohlfühlbereich.

Kieferstretch:
Entwöhnen Sie den Workaholic

Ziel
Gezielte Entspannung der Kiefergelenk-Schließmuskulatur durch passives Stretching.

Start
Setzen Sie sich mit aufrechter entspannter Kopfhaltung hin. Der Nacken ist lang, zwischen Hals und Kinn entsteht ein rechter Winkel.

Aktion
Halten Sie mit dem Daumen der rechten Hand den Oberkiefer stabil nach oben. Mit der linken Hand greifen Sie den Unterkiefer an den Zähnen. Jetzt sanft den Oberkiefer nach oben schieben und den Unterkiefer nach unten ziehen. Bleiben Sie bewusst entspannt und passiv in Kiefergelenk und Kiefermuskeln. Aktiv sind nur die Hände. Das ist beim genauen Hinfühlen unerwartet knifflig: Die übereifrige Kaumuskulatur will hilfsbereit eingreifen. Die Kieferschließmuskeln werden so während ungefähr 30 Sekunden gedehnt. Auf keinen Fall die Muskeln überdehnen, die Stretchübung soll sich immer angenehm anfühlen.

Variation
Sie können den Kieferstretch in verschiedenen Kopfpositionen ausprobieren. Dabei können Sie Folgendes feststellen: Senkt sich das Kinn gegen die Brust, nimmt die maximale Mundöffnung ab. Orientieren sich Kopf und Kinn nach oben, nimmt die Mundöffnung zu.

Kiefer

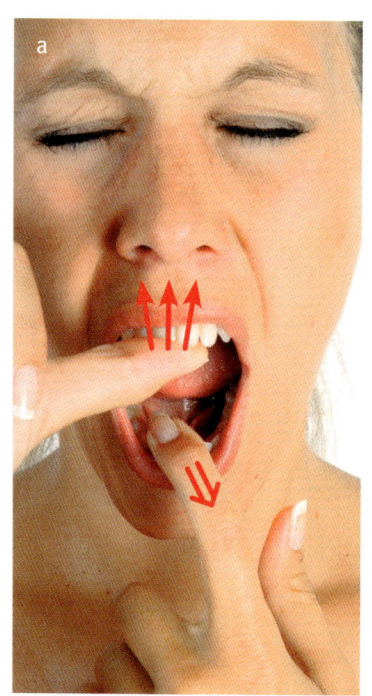 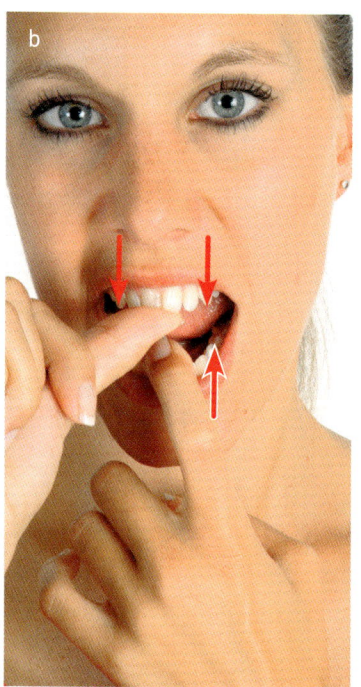

Zuviel:
a) Zu viel Kraftanwendung bewirkt Schmerz durch Überdehnung. Unbedingt vermeiden! b) Zu viel Spannung in den Schließmuskeln, zu wenig Öffnung als Quittung: Stretching bedeutet gezielt loslassen.

Kontrolle

Achten Sie darauf, dass sich der Unterkiefer gerade und in die Entspannung nach unten öffnet und nicht zur einen oder anderen Seite hin abweicht. Die Kraft kommt nicht aus den Kiefermuskeln. Im Gegenteil: Für Kiefer- und Gesichtsmuskeln ist Entspannung angesagt – stretchen, nicht stressen. Die Arbeit übernehmen die Finger.

Nicht zu heftig, nicht zu sanft. Kiefergelenk und Muskeln sollen gefördert und gefordert, aber nicht überfordert werden. Das richtige Maß ist wie immer Gefühlssache. Lassen Sie in der maximalen Mundöffnung noch einmal bewusst die Muskulatur los – das echte Schlangengefühl! Fragen Sie bei Unsicherheiten eine Fachperson.

Dosierung

2–4 Minuten täglich.

Blitzübung

Vor dem Abbeißen: Entspannen Sie den Mund bewusst, dann locker, ohne Hast und gerade öffnen.

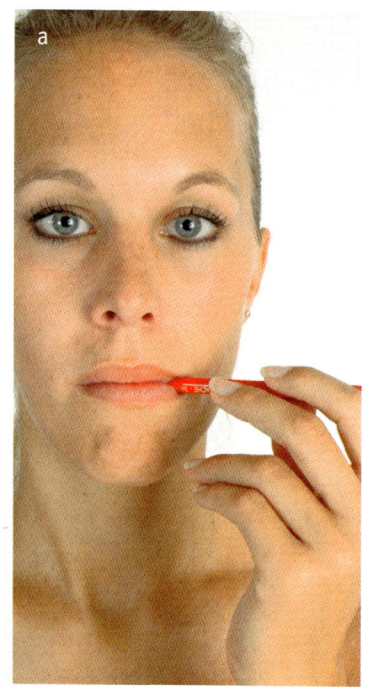

Idealposition:
a) Die Lippen schließen sich, obere und untere Zähne bleiben ohne Kontakt, ein Bleistift hat zwischen den Zähnen Platz. Die Schwebelage des Unterkiefers gewährt maximale Entspannung für gestresste Kiefermuskulatur.

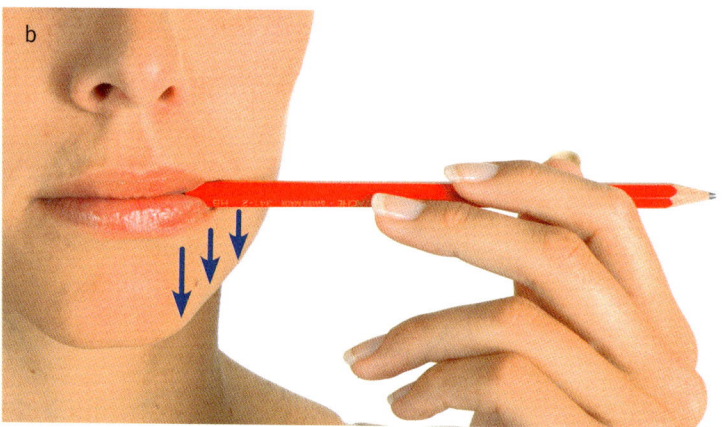

Schwebelage:
Yoga für gestresste Dauerkauer

Ziel
Erleben Sie die Schwebelage des Unterkiefers und die Entspannung der Kieferschließmuskulatur bewusst. Experimentieren Sie mit den Möglichkeiten, durch Veränderung der Körperhaltung auf die Schwebelage des Unterkiefers einzuwirken.

Start
Machen Sie die Übung idealerweise nach den beiden letzten Übungen Massage und Kieferstretch. Setzen Sie sich entspannt hin.

Aktion
Richten Sie sich jetzt bewusst auf, aufrechte Kopfhaltung, Nacken verlängern, Lippen schließen, Zunge sanft gegen den Gaumen, Zähne oben und unten ohne Kontakt. Merken Sie sich die Stellung, es ist die angestrebte Schwebelage: Lippen haben Kontakt, Zähne nicht. So ist oder wäre es richtig. Zwischen den Zahnreihen hat ein Bleistift Platz.

Variation
Noch einmal aufgerichtete Haltung, obere und untere Zahnreihe auseinander, Lippen geschlossen. Jetzt ändern Sie die Körperhaltung, machen einen Rundrücken und schieben den Kopf nach vorn. Der Hinterkopf ist in den Nacken gezogen. In dieser Stellung geht die Schwebelage oft verloren, die Zahnreihen bekommen Kontakt. Fehlhaltung begünstigt Fehlkontakt. Jetzt die Zahnreihen wieder öffnen. Auch im Kiefergelenk macht sich die Haltungsänderung bemerkbar: Beim Rundrücken-Hohlnacken rutscht der „hängende" Unterkiefer tendenziell nach hinten, bei aufrechter Haltung dorthin, wo er hingehört.

Kiefer

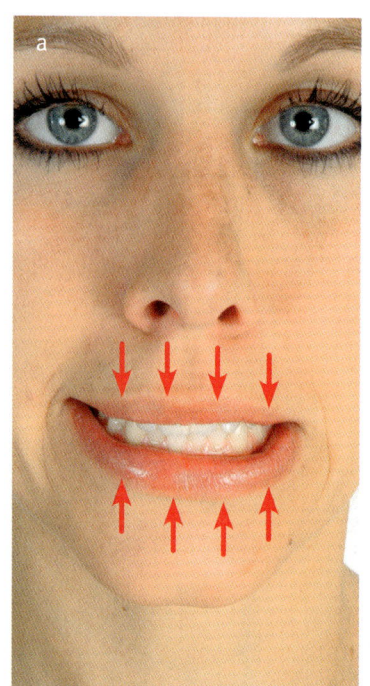

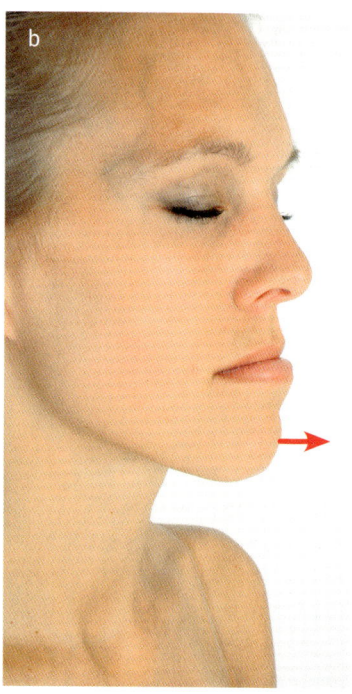

Stressmerkmale:
a) Beim Zahnpressen, auch in vermeintlich entspannter Position, sind die Zähne unter Dauerdruck.
b) Das Kinn wird durch Verkrampfung nach vorn geschoben.

Kontrolle

Häufigste Fehler: Statt Schwebelage werden die Zahnreihen aufeinander gepresst. Meist geschieht das unbewusst. Es ist nicht leicht, Unbewusstes im Alltag wahrzunehmen. Ein paar Mal bei geschlossenen Lippen die Zähne schließen, dann den Zahnkontakt bewusst lösen. So nehmen Sie den Unterschied bewusst wahr und können ihn verinnerlichen. Zweiter häufiger Fehler: Schieben Sie das Kinn nicht nach vorn. Übertriebenes und andauerndes Vorschieben des Kinns führt zu großen Problemen für Zähne und Kiefergelenke. Ob willkürlich oder unwillkürlich, meist wird das Kinn vorgeschoben, um einen energischen Eindruck zu erwecken.

Dosierung

3–5 Minuten täglich die entspannte Schwebelage des Unterkiefers bewusst ausloten, um sie unbewusst als natürliche Haltung zu verinnerlichen.

Blitzübung

Schwebelage immer wieder zwischendurch erstellen, beispielsweise beim Zuhören am Telefon.

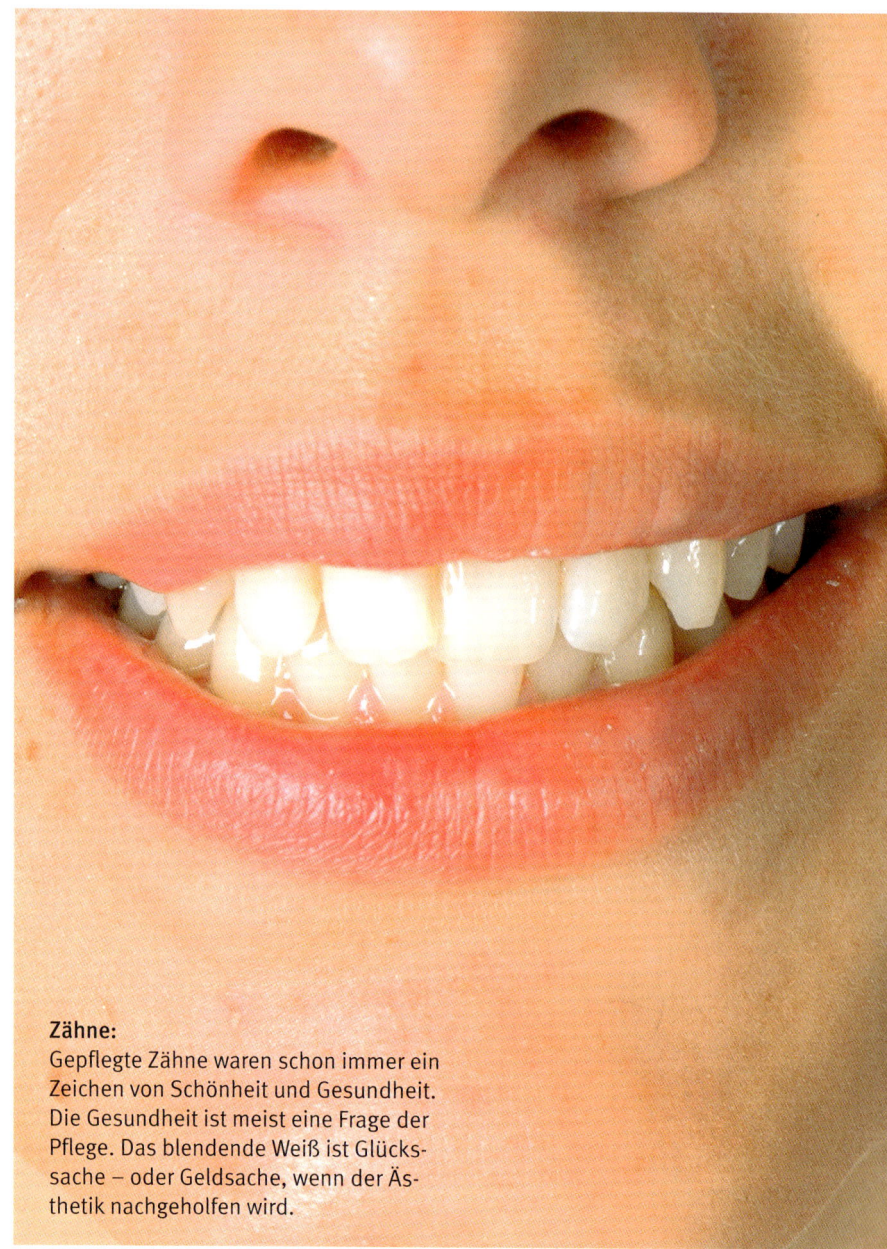

Zähne:
Gepflegte Zähne waren schon immer ein Zeichen von Schönheit und Gesundheit. Die Gesundheit ist meist eine Frage der Pflege. Das blendende Weiß ist Glückssache – oder Geldsache, wenn der Ästhetik nachgeholfen wird.

Gebiss: Das Einmaleins schafft Übersicht

Rotkäppchen lernte das Fürchten beim Anblick des bösen Wolfs, ein strahlendes Lächeln hingegen kann uns bezaubern. Bereits im Kindesalter verbinden wir tiefe Gefühle mit den Zähnen. Kinder legen ihren ersten ausgefallenen Milchzahn in Erwartung der Zahnfee unter das Kopfkissen. Soweit die philosophische Betrachtung. Die Kehrseite der ausdrucksstarken Zähne: Sie können höllisch wehtun. Zahnschmerzen sind Alarmzeichen und gehören zum Zahnarzt – den wir mitunter fürchten wie Rotkäppchen den bösen Wolf!

Ein weiterer Aspekt ist die Ästhetik. Es ist belegt, dass in vergangenen Jahren und Jahrzehnten in unseren Breitengraden eher zu viele als zu wenige Zahnkorrekturen vorgenommen wurden. Man befürchtete auch schon bei geringen Fehlstellungen eine negative Beeinflussung des ganzen Kiefers. Dem ist nach heutigen wissenschaftlichen Erkenntnissen nicht so: Das militärische Strammstehen der Zähne mag eine ästhetische Idealform sein. Abweichungen sind normal, mitunter durchaus charmant und fast immer ohne negative Konsequenzen. Zahn- und Stellungskorrekturen haben neben dem medizinischen auch einen sehr persönlichen kosmetischen Faktor. Ein klärendes Gespräch mit dem Zahnspezialisten berücksichtigt beide Aspekte.

Zähne

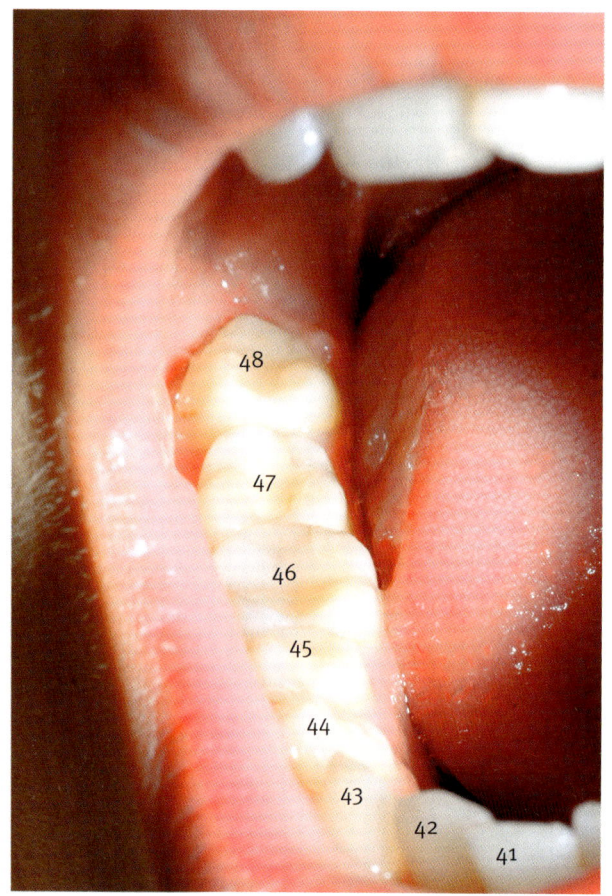

Zähne:

Zur Orientierung sind die Zähne in vier Quadranten eingeteilt und jeder Quadrant ist durchnummeriert von 1 bis 8. Die Zähne im rechten Oberkiefer sind Quadrant 1, Oberkiefer links ist Quadrant 2, unten links Quadrant 3, unten rechts Quadrant 4. Die Nummerierung der Zähne verläuft von der Mittelllinie – am Beispiel des rechten Unterkiefers also vom ersten Schneidezahn (41) nach hinten bis zu 8, dem Weisheitszahn (48).

Zahnentwicklung:
Von der Milch zur Weisheit – oder auch nicht

Wir unterscheiden zwischen dem kindlichen Milchzahngebiss mit 20 Zähnen und dem Erwachsenengebiss mit 32 Zähnen. Weil Zähne während des Stillens unpraktisch und bei forschen kleinen Trinkern schmerzhaft für die Mutter sein könnten, kommt der erste Milchzahn erst mit etwa sechs Monaten zum Vorschein. Weil die Kiefer aber weiter wachsen, braucht es größere und auch mehr Zähne. Wie Tulpenzwiebeln entwickeln sich die bleibenden Zähne im Kiefer an der Wurzel der Milchzähne. Wenn die bleibenden Zähne durchbrechen, stoßen sie die Milchzähne heraus, ein Prozess, der mit rund sechs Jahren beginnt. Der Zeitpunkt des Zahnwechsels ist sehr individuell. Der hinterste Backenzahn bricht erst um das 18. Lebensjahr herum durch und heißt darum Weisheitszahn. Bei manchen Leuten bleibt dieser ein Leben lang im Kiefer stecken – ob es Einfluss auf die Weisheit hat, darf bezweifelt werden!

Zahnreihen:
Schachbrettartige Einteilung schafft Übersicht

Um sich im menschlichen Gebiss zurecht zu finden, wurde es ähnlich einer Landkarte aufgeteilt. Im Gebiss der Erwachsenen finden wir Schneidezähne (Inzisiven), Eckzähne (Canine), Vorbackenzähne (Prämolaren) und Backenzähne (Molaren). Das Gebiss wird in vier so genannte Quadranten aufgeteilt. In Ihrem Mund oben rechts ist der erste Quadrant, oben links der zweite, unten links der dritte und unten rechts der vierte. In jedem Quadranten werden die Zähne von 1 (erster Schneidezahn) bis 8 (Weisheitszahn) durchnummeriert und der Quadrantenzahl hinten angefügt. Die Zahl 1-1 bezeichnet den ersten Schneidezahn im rechten Oberkiefer. Der rechte obere Eckzahn trägt die Nummer 1-3 und der linke obere Eckzahn die Zahl 2-3.

Zähne

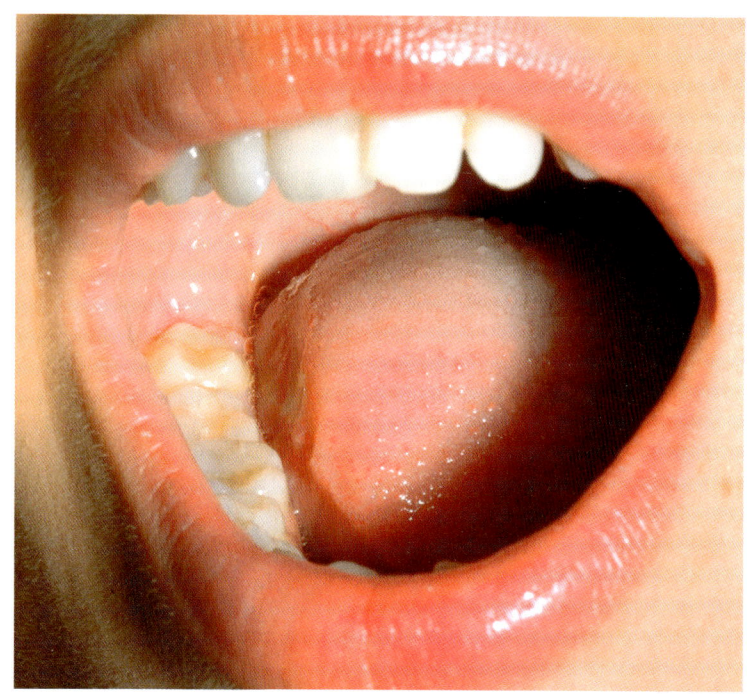

Individuell:
Vergleichbar mit dem Fingerab-
druck ist das Gebiss jedes Menschen einzigartig. Abweichungen
sind normal. Von zu vielen Korrekturen wird heute zugunsten der In-
dividualität oft abgesehen. Auf die
Funktion kommt es an. Die Schneidezähne (oben) sind zum Abbeißen, die Backenzähne (unten) zum
Mahlen.

Zahnkontakt:
Kontaktmangel für einmal erwünscht

Wer hätte gedacht, dass die Zähne nur ganz ausnahmsweise oben und unten direkten Kontakt haben sollen? Bei näherer Betrachtung der Zahnfunktion leuchtet es ein: Beim Essen wird kräftig gekaut, die Zähne kommen aber nicht in Kontakt, weil die Nahrung dazwischen ist. Bei der Übung Schwebelage (S. 32) haben wir gesehen, dass man zwar den Mund, aber nicht die Zähne halten soll: Der Mund schließt, obere und untere Zahnreihe bleiben wenige Millimeter getrennt. Fehlt dieser Sicherheitsabstand, kommt es zu Verkrampfungen der Schließmuskeln, sie arbeiten zu stark. Die Zähne beginnen sinnlos aufeinander zu mahlen. Zahnabrieb, Zahnlockerung und noch mehr Muskelspannung sind vorprogrammiert.

Zahnabrieb:
Dem Zahn der Zeit keinen Vorschub leisten

Die Oberflächenbeschaffenheit der hinteren Zähne zeichnet sich durch Höcker und Fugen aus, gemacht zum Zermahlen der Nahrung. Vorn sind sie schmal und scharfkantig zum kräftigen Abbeißen. Durch die Mahlbewegung kommt es durch Jahre und Jahrzehnte zu Zahnabrieb, die Zähne verlieren etwas an Höhe. Ein normaler Alterungsvorgang. Oft kommt es zu einem verfrühten Altersgebiss – fast immer ist verstärkter Zahnabrieb auf zu starken Zahnkontakt, übermäßiges Zahnpressen und nächtliches Knirschen zurückzuführen.

Diagnose

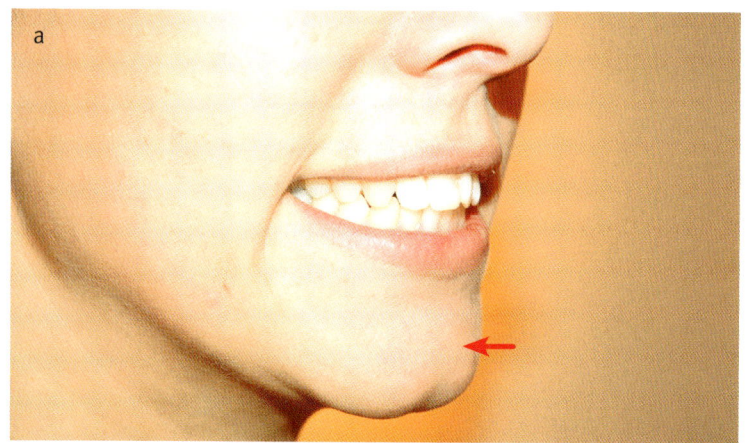

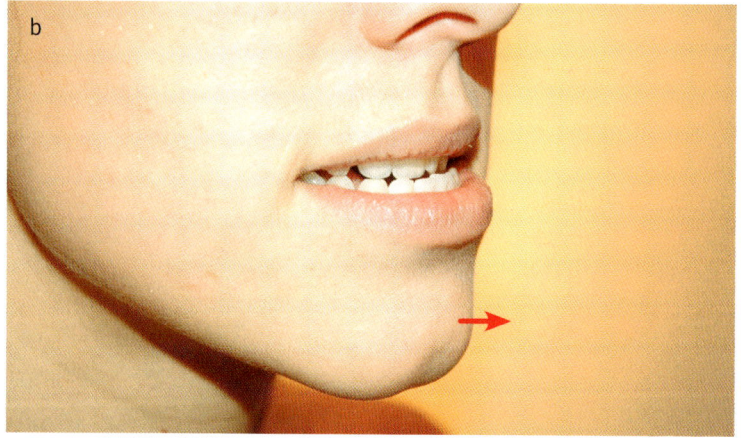

Bissstellung:
a) Beim Überbiss ist der Unterkiefer etwas rückverlagert, die oberen Schneidezähne berühren bei geschlossenem Mund die Oberlippe, die unteren Schneidezähne schließen hinter den oberen. b) Beim Unterbiss ist der Unterkiefer vorverlagert. Die unteren Schneidezähne schließen vor den oberen.

Unter- oder Überbiss:
Lagebesprechung mit Ihrem Spiegelbild

Die Zahnstellung ist nur bei ganz wenigen Menschen symmetrisch. Abweichungen sind die Norm. Mit Selbstbeobachtung können Sie Ihre Bissstellung beurteilen: Über- und Unterbiss gehören zu den häufigsten Fehlstellungen.

Start

Schließen Sie den Mund, bringen Sie die Zähne in die Schwebelage (S. 32), wie beschrieben und ohne Zahnpressen. Bringen Sie nun obere und untere Zähne in Kontakt, bis die Zahnhöcker leicht einrasten. Öffnen Sie die Lippen.

Beurteilung

Beurteilen Sie die Lage Ihrer oberen und unteren Zahnreihen. Normalerweise schließen die oberen Schneidezähne leicht über den unteren.

Unterbiss

Die unteren Schneidezähne liegen beim Zahnkontakt vor den oberen Zähnen. Das kann bei starkem Unterbiss zu Kiefergelenkproblemen und zu Schwierigkeiten beim Abbeißen führen. Zudem kann der vorverlagerte Unterkiefer ein nicht zu unterschätzendes kosmetisches Problem sein.

Überbiss

Der Unterkiefer ist zurückversetzt. Die unteren Schneidezähne haben beim Zubeißen keinen Kontakt zur Rückseite der oberen. Die Probleme sind ähnlich wie beim Unterbiss.

Diagnose

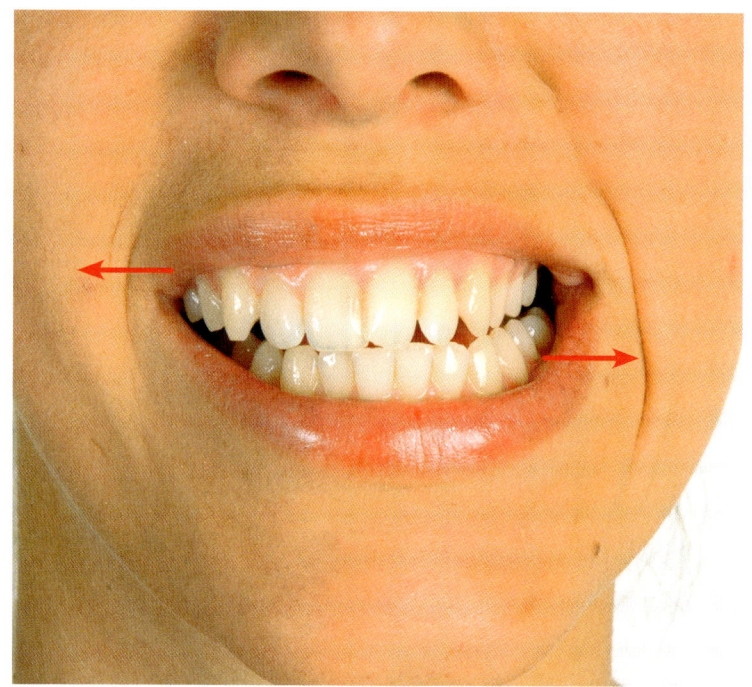

Abweichungen
Kleine Abweichungen schaden
nicht. Im Gegenteil, das Gebiss soll
und darf so individuell sein wie
Ihre ganze Persönlichkeit. Beim
Kreuzbiss im Bild schließen die
Zahnreihen nebeneinander statt
aufeinander.

Kreuzbiss & Co.:
Überblick über die menschliche Vielfalt

Eine Zusammenstellung weiterer abweichender Kieferpositionen kann Ihnen helfen, Ihren persönlichen Finger- beziehungsweise Kieferabdruck zu bestimmen. Mischformen und leichte Tendenzen sind durchaus üblich.

Kopfbiss

Die obere und untere Schneidezahnreihe schließen beim Zubeißen exakt aufeinander anstatt unmittelbar hintereinander.

Kreuzbiss

Der Unterkiefer weicht seitlich nach links oder rechts ab. Die oberen und unteren Kauflächen stehen nicht übereinander, sie greifen kreuzweise ineinander.

Offener Biss

Der Zwischenraum zwischen den vorderen Zähnen ist oft mit einem Schiefstand nach vorn kombiniert. Neben erblicher Veranlagung gibt es zwei häufige Gründe: Die Zunge stößt gewohnheitshalber immer gegen die vorderen Zähne. Zweitens: Langes Schnullern beziehungsweise Daumenlutschen in der Kindheit über den Zahnwechsel hinaus führt ebenfalls zum offenen Biss.

Probleme

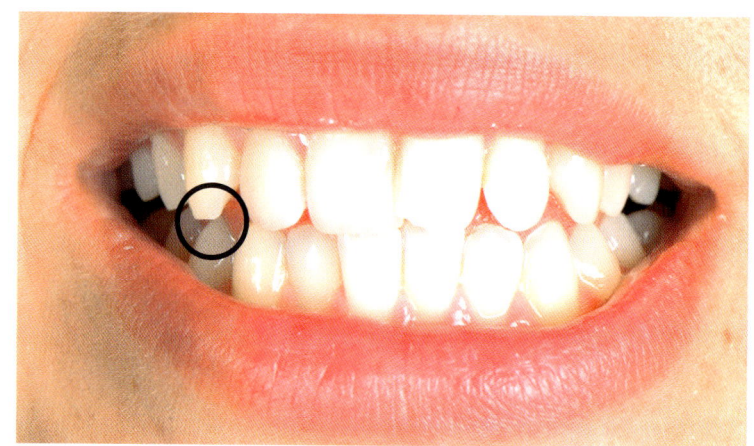

Zähneknirschen:

Die Zähne werden zusammengepresst und beginnen – vor allem im Schlaf als Stressabbau – gegeneinander zu mahlen. In beschränktem Maß ist diese Form des Stressabbaus normal. Verstärktes Knirschen jedoch nutzt die Zähne übermäßig ab. Im Bild ein abgeschliffener Eckzahn im rechten Oberkiefer.

Zähneknirschen:
Der unbewusste Stressabbau im Mund

Sie wissen jetzt bereits das Wichtigste: Obere und untere Zähne
berühren sich normalerweise so gut wie nie, weil die Schwerkraft
den Unterkiefer nach unten zieht. Selbst beim Kauen haben die Zähne kaum Kontakt zueinander. Würden sich die Zähne beim Essen
gegenseitig abreiben, wären die Zahnkronen rasch zerstört. Genau
dies passiert beim nächtlichen Zähneknirschen: Die Zähne mahlen
unnatürlich gegeneinander. Dafür sind sie nicht gebaut. Es kann zu
Zahnlockerungen und deutlichen Schäden an den Zahnkronen führen.
Aber damit nicht genug: Auch die Kaumuskeln und Kiefergelenke
werden überlastet, was oft zu Kopf- und Gesichtsschmerzen führt.
Nächtliches Zähneknirschen ist Ausdruck innerer und muskulärer
Verspannung aufgrund von Stress. Das kann hohe Belastung am Ar-
beitsplatz sein, familiäre Probleme – Kummer und Sorgen des Alltags
eben. Nachts bauen sich diese Spannungen über den Kiefer ab: Die
Probleme geben zu kauen und zu beißen. Doch Entspannung kann
man lernen. Wichtig ist es, sich der Probleme bewusst zu werden. Zu
lange dürfen starke Knirscher nicht zögern: Zahnärzte und Kieferspe-
zialisten können gezielt helfen. Beispielsweise mit hufeisenförmigen
Schienen, die nachts wie eine Spange getragen werden und die Zähne
voreinander schützen. Eine Maßnahme, die das Problem, aber nicht
dessen Ursache löst. Entspannungsübungen und eine ausgeglichene
Lebensform mit genügend Erholungszeit, befriedigender Arbeit und
erfüllenden Beziehungen sind Schritte zu weniger Zerknirschung im
Mund.

Zähne

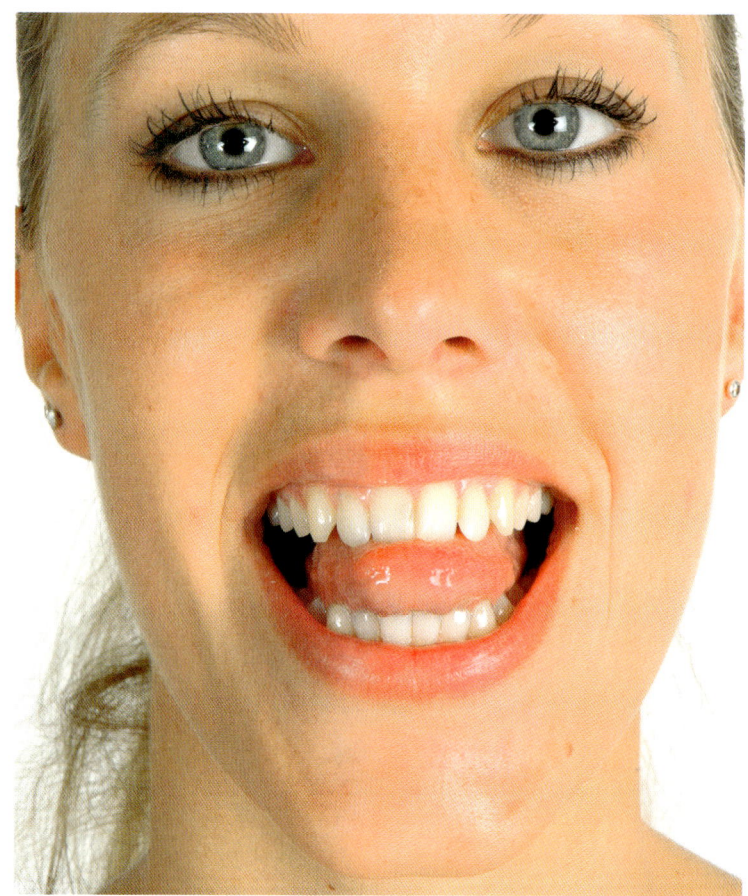

Asymmetrien:
Die Entwicklung des Gebisses verläuft sehr dynamisch. Asymmetrien sind die Regel und funktionell kein Problem (Bild). Nur schwere Fehlstellungen sind korrekturbedürftig.

Fehlbiss:
Nur allzu viel ist ungesund

Während der Kindheit muss sich das Gebiss einer enormen Wachstumsdynamik anpassen. Am Übergang vom Kleinkindes- zum Kindesalter beginnt der Zahnwechsel, die Milchzähne werden durch die definitiven Zähne ersetzt. In der Pubertät folgt der Durchbruch der Weisheitszähne. Dabei kann es zu komplexen Fehlstellungen der Zähne sowie des Kieferknochens kommen. Am häufigsten sind Biss-Asymmetrie, eine Verschiebung des Unterkiefers nach links oder rechts, nach vorn (Unterbiss) oder nach hinten (Überbiss). Die meisten Biss-Asymmetrien sind ein kosmetisches und kein funktionelles Problem. Die starke Vorverlegung des Unterkiefers kann zu Problemen vor allem beim Abbeißen führen. Die Rückverlagerung bringt neben den durchaus charmanten Häschenzähnen vermehrte Abnutzung mit sich. Schwer wiegende Missbildungen wie unvollständige Ausbildung der Kieferknochen oder Spaltbildungen von Oberlippe, Oberkiefer und Gaumendach sind selten und gehören in die Hände erfahrener Zahnärzte und Kieferchirurgen.

Idealerweise werden Kinder im Alter von rund acht Jahren, wenn der Zahnwechsel begonnnen hat und die vorderen Zähne gut ausgebildet sind, durch einen Zahnarzt begutachtet. Über Korrekturen durch Zahnspangen, Head-Gears und Monoblocks kann dann diskutiert werden. Zu viel Korrektur ist nicht angesagt. Im Gegensatz zur früheren Lehrmeinung haben solche Abweichungen keinen Einfluss auf das Kiefergelenk. Drei Empfehlungen sind durch die Jahre gleich geblieben: regelmäßige Kontrollen beim Zahnarzt, tägliche gründliche Reinigung des Gebisses und bei Kindern Entwöhnung von Schnuller und Daumenlutschen spätestens vor dem einsetzenden Zahnwechsel.

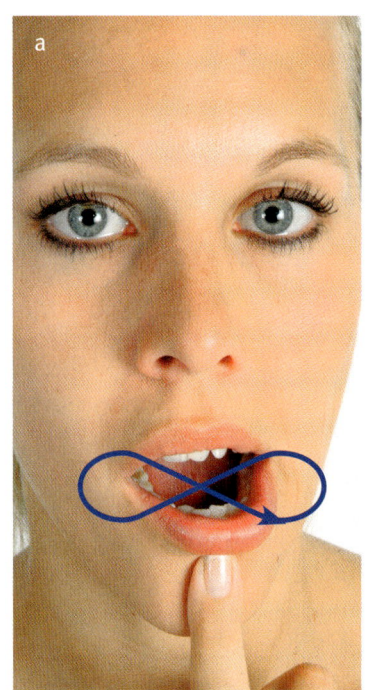

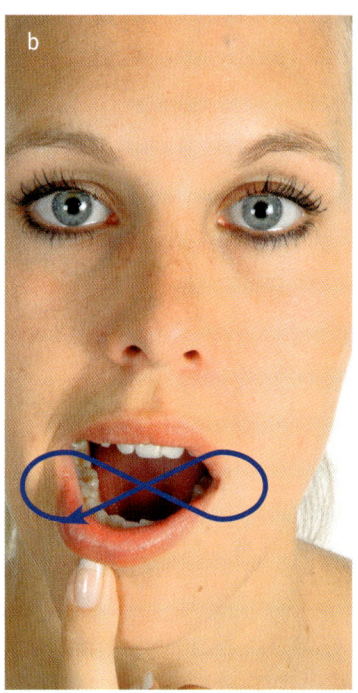

Kieferachter:
Die typische Mahlbewegung während des Kauens bewusst und auf beide Seiten hin trainiert: a) Mahlbewegung nach unten-links.
b) Mahlbewegung nach unten-rechts.

Kieferachter:
Das neue dreidimensionale Gefühl

Ziel
Mobilisierung der Kiefergelenke, Ausgleich zwischen Arbeits- und Balance-Position der Kaumuskulatur.

Start
Setzen Sie sich aufrecht und entspannt hin, die Lippen sind geschlossen, die Zunge berührt das Gaumendach, der Kiefer ist locker, obere und untere Zahnreihe sind ohne Kontakt. Öffnen und schließen Sie den Mund einige Male ohne Zahnkontakt bis zum Lippenschluss.

Aktion
Öffnen Sie den Mund und schieben Sie den Kiefer gleichzeitig etwas nach links. Zum Schließen führen Sie die Bewegung wieder zur Mitte zurück. Beim nächsten Öffnen nach links schieben Sie nicht mehr den Rückwärtsgang ein, sondern führen die Schlaufe nach oben weiter bis zum Mundschluss. Nun zur rechten Seite: Öffnen nach rechts unten und über eine Schlaufe nach oben zurück zum Mundschluss. Ihr Kiefer bewegt sich dabei in der Form einer liegenden Acht – und wenn Sie das jetzt irgendwie an einen Wiederkäuer erinnert, liegen Sie ganz richtig: Die Natur hat sich für die Kaubewegung einen dreidimensionalen, intelligenten Bewegungsablauf erdacht, der effizient und mit möglichst wenig Abnutzung funktioniert. Das geht nicht nur beim Menschen prima. Führen Sie die Achterbewegung zuerst groß aus, bis sie fließend läuft, dann immer kleiner.

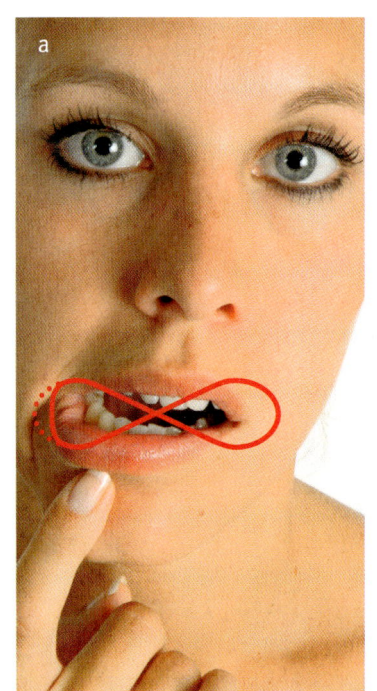

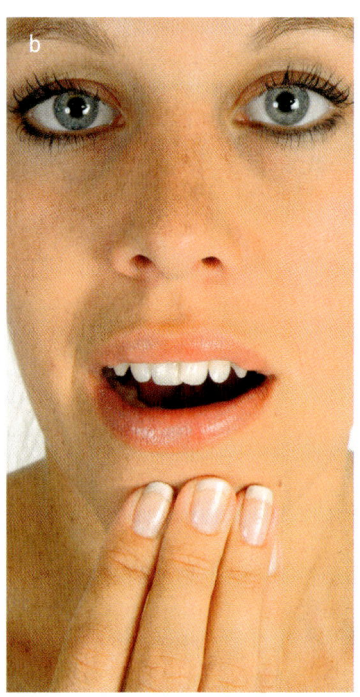

Vermeiden:
a) Kein asymmetrisches „Kurven-
schneiden", die Achterbewegung
ist eine symmetrische Bewegung.
b) Zu viel Spannung in der Muskulatur. Beweglichkeit durch Entspannung ist angesagt. Der Unterkiefer
kann mit der Hand hin und her
bewegt und so gelockert werden.

Kontrolle

Sie werden beim Ausführen der Achterbewegung feststellen, dass eine Seite besser geht als die andere. Auf einer Seite gleiten die Kauflächen in „eingeschliffenen Bahnen" perfekt aneinander vorbei. Dies ist Ihre gewohnte Kau- oder Arbeitsseite. Bei der Achterschlaufe zur anderen Seite gleiten die Zahnflächenhöcker ungehobelt und holprig aneinander vorbei und scheinen sich zu verkanten. Auf dieser Seite kauen Sie seltener. Führen Sie die Achterschlaufen auf beide Seiten gleich groß aus, „Kurven schneiden" ist unerwünscht! Die Zähne gleiten locker aneinander vorbei. Kein Pressen! Bleibt die Kiefergelenkmuskulatur verspannt, versuchen Sie Folgendes: Lassen Sie vor Übungsbeginn bewusst los, entspannen Sie. Allenfalls den Kieferstretch ausführen. Erst dann mit der Achterbewegung beginnen.

Dosierung

3–5 Minuten täglich.

Blitzübung

Achterschlaufe beim Kauen wahrnehmen. Versuchen Sie die Speisen mal links, mal rechts zu mahlen. Der Kaugummi ersetzt das elastische Trainingsband und wird zum Trainingsgerät!

Zähne

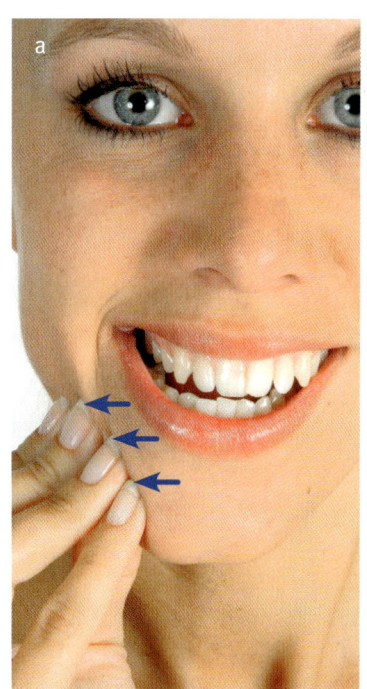

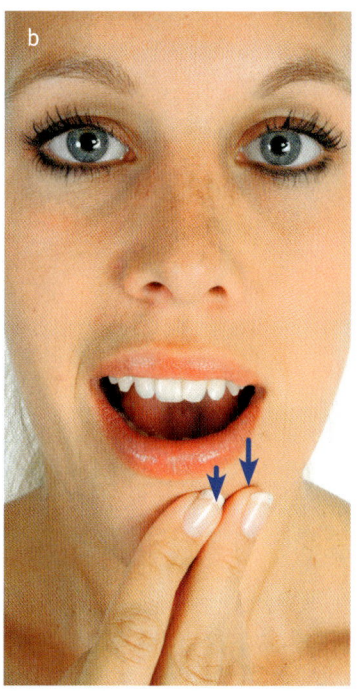

Kiefertrainer:
Isometrisch üben bedeutet Training
gegen Widerstand: a) Bei der Seitwärtsbewegung gibt die Hand seitlich Widerstand. b) In der Abwärts-
bewegung drückt die Hand sanft
nach oben gegen das Kinn.

Kiefertrainer:
Flexibel und stark bleiben

Ziel

Isometrische – gegen Widerstand ausgeführtes Training – und dynamische Kräftigungsübungen für die Kiefergelenkmuskulatur: der Kieferöffner wohlverstanden. Die Schließmuskeln, die in aller Regel ohnehin zu fleißig sind, werden bewusst nur gedehnt, aber nicht gekräftigt.

Start

Sitzen Sie aufrecht und entspannt, mit allen Fingern einer Hand halten Sie das Kinn fest. Nun wird die Achterbewegung der vorangegangenen Übung in ihre Einzelteile zerlegt und gegen Widerstand als Kräftigungsübung ausgeführt.

Aktion

Drücken Sie nun das Kinn gegen den Widerstand der Hand nach unten, indem Sie den Mund öffnen und den Kiefer ganz leicht vorschieben. Der Unterkiefer schiebt die Hand nach unten, die Kieferöffnermuskulatur arbeitet, die Hand am Kinn gibt den Widerstand. Dosieren Sie diesen so, dass die Kieferöffner aktiviert werden, aber nicht krampfhaft und ruckartig arbeiten müssen. Nun dasselbe mit Seitwärtsbewegung. Die Finger der rechten Hand an den Kiefer legen, etwas unterhalb der Mundwinkel, sodass Sie den Knochen des Unterkiefers als Widerstand fühlen können. Das Kinn schiebt nach rechts, die Hand gibt dosierten Widerstand. Danach dasselbe nach links. Versuchen Sie nun, die Bewegung gegen „wandernden Widerstand" in Achterschlaufen nach rechts und links zu führen. Sie brauchen dazu beide Hände, die abwechslungsweise Widerstand geben.

Zähne

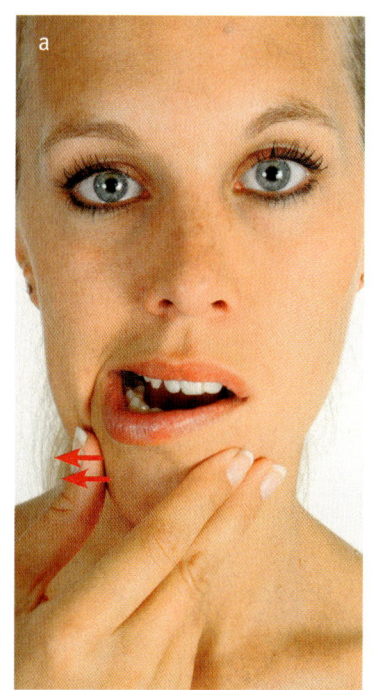 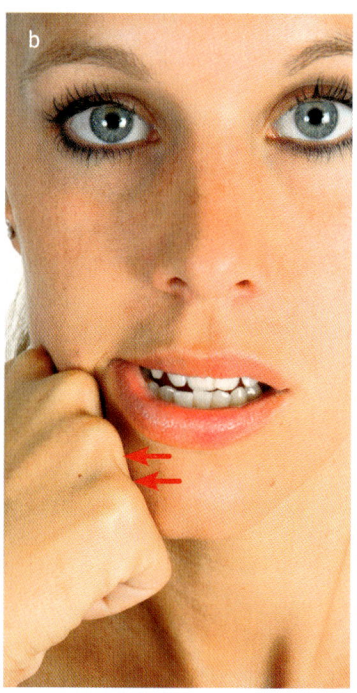

Doppelfehler:
a) Achten Sie darauf, dass nicht die Hand die Bewegung führt, sondern die Kiefermuskulatur. Die Hand gibt lediglich Widerstand. b) Zu viel Widerstand mit der Hand stresst das Gelenk, besonders den Diskus im Kiefergelenk.

Kontrolle

Die Kiefermuskulatur arbeitet und führt die Bewegung, die Hand bremst lediglich und gibt dosierten Widerstand – jedoch ohne die Führung zu übernehmen. Wie immer können Sie übertreiben: keine Maximalkraft! Die Kiefergelenkmuskeln haben durch das Kauen und das häufige Zähneknirschen ohnehin schon viel bis zu viel Training. Bei dieser Kräftigungsübung geht es mehr um Bewegungsvielfalt und lockere Kraft. Knacken im Kiefer ist das untrügliche Signal, dass zu viel Kraft im Spiel ist. Das stresst vor allem den Diskus, die Unterlagsscheibe zwischen Schädel und Kiefergelenkköpfchen. Gehen Sie die Übung mit wenig Widerstand an und steigern Sie sanft – wie immer bei gesundem Trainingsaufbau.

Dosierung

3–5 Minuten täglich.

Blitzübung

Immer zwischendurch, beispielsweise beim Nachdenken.

Zähne

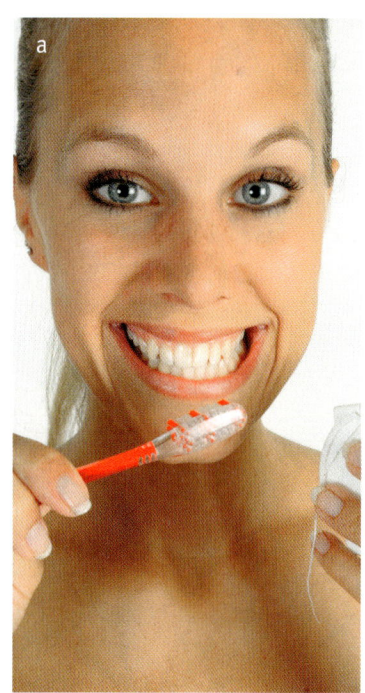

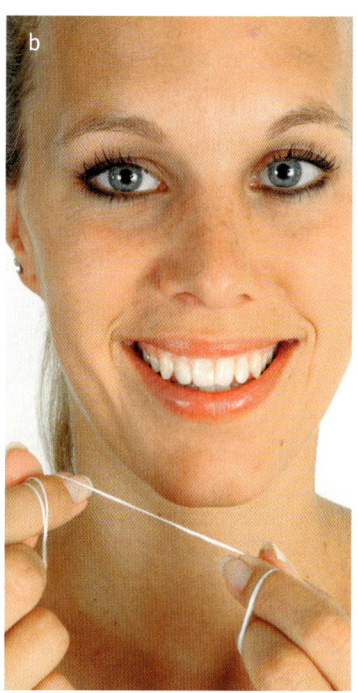

Zahnpflege:
Zahnbürste, Zahnseide und die richtige Technik sind das Dreamteam für den Inbegriff von Körperhygiene – ein gepflegtes Gebiss.

Zahnpflege:
Diese Visitenkarte sollten Sie sich leisten

Ziel

Hygiene sichert die Gesundheit, auch und speziell die Mundgesundheit. Zahnpflege beginnt deshalb schon im Babyalter. Sind bei Ihrem Kleinsten noch keine Zähne vorhanden, säubern Sie das Zahnfleisch nach der Mahlzeit mit einem Wattestäbchen oder einem sauberen Stofftuch. Wechseln Sie beim Erscheinen der ersten Zähne auf eine Kinderzahnbürste. Grundsätzlich gilt: Weiche Borsten sind besser als harte.

Start

Setzen oder stellen Sie sich mit einer Zahnbürste vor den Spiegel. Verzichten Sie für diese „Trockenübung" auf Zahncreme und konzentrieren Sie sich einfach mal auf Ihre Putztechnik.

Aktion

Beginnen Sie mit den oberen Schneidezähnen und bürsten Sie die Zähne immer „von rot nach weiß" vom Zahnfleisch her nach unten. Eine leichte Kreisbewegung optimiert das Resultat. Die Kauoberfläche der Zähne wird optimal mit einer Hin- und Herbewegung gereinigt. Auch bei den Außen- und Innenflächen wird der Schmutz vom Zahnfleisch weg gegen die Kaufläche weggebürstet – also im Oberkiefer von oben nach unten und im Unterkiefer umgekehrt. Nun ist das Potenzial der Zahnbürste ausgeschöpft – es sind drei von fünf Zahnflächen gereinigt: Kaufläche, Innenseite und Außenseite. Vordere und hintere Zahnseiten, die Zwischenräume, harren noch der Reinigung. Da kommt die Zahnbürste nicht hin. Der Griff zur Zahnseide löst das Problem: Sie wird mit Daumen und Zeigefinger beider Hände gespannt und mit einer leichten Sägebewegung zwischen die Zähne geführt. Sanfte Auf- und Abbewegung löst verkeilte Speisereste.

Zähne

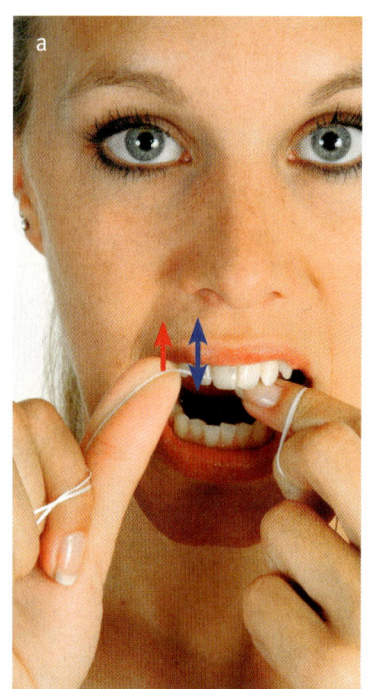

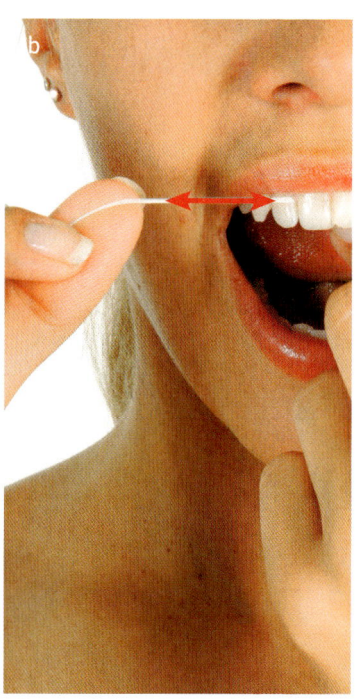

Seidentechnik:
a) Nur „durchklicken" reinigt die Zwischenräume zu wenig. Mehrmals auf und abwärts reinigen ist richtig. Diese Technik entfernt wirkungsvoll Speisereste am Zahnhals. b) Hin und Her ist streng verboten! Das gibt Rillen zwischen den Zähnen.

Kontrolle

Häufigster Fehler beim Zähneputzen ist das Vergessen der Zahnseide. Wer sein Auto außen reinigt, hinterlässt einen guten ersten Eindruck, wenn es aber innen aussieht wie ein Mülleimer, kommt das Sprichwort „außen fix und innen nix" zum Zug. Wenn schon, denn schon! Die Zahnseide zwischen den Zähnen bringt aber noch nicht viel: Einfach durchdrücken und rausziehen entfernt Speisereste ungenügend oder verkeilt sie sogar zwischen Zahnhals und Zahnfleisch. Erst das Entlanggleiten mit der Zahnseide seitlich am Zahn bringt Wirkung. Kinder haben die nötige Fingerfertigkeit ab rund zehn Jahren. Wie überall gilt: Übung macht den Meister. Wichtig: Die Zahnseide wird auf und ab bewegt. Nie vor und zurück oder hin und her. Das fräst Rillen in den Zahnhals.

Zweithäufigster Fehler ist der „rasende Rubbler", die Zahnbürste, oft eine viel zu harte, wird im Feuereifer unter Druck hin und her gerissen. Das schadet dem überstrapazierten Zahnfleisch, die Zahnhälse werden nicht gereinigt, geschweige denn die Zwischenräume. Nehmen Sie Druck und Tempo weg, führen Sie die Bewegung präzise und mit leichten Drehbewegungen aus.

Ob Hand- oder Elektrozahnbürste, hängt von der Kieferform, der Geschicklichkeit und vor allem Ihrer persönlichen Vorliebe ab. Lassen Sie sich im Zweifelsfall von Zahnarzt und Dentalhygienikern beraten. Eine Zahncreme mit Fluor kann helfen, Ihre Zähne zu schützen.

Dosierung

Sie wissen schon: Täglich mehrmals – das ganze Leben!

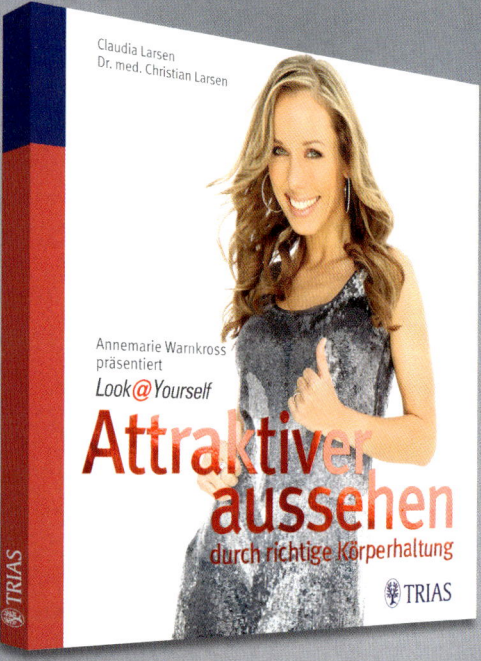
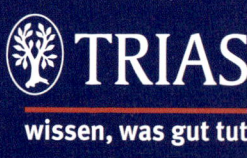

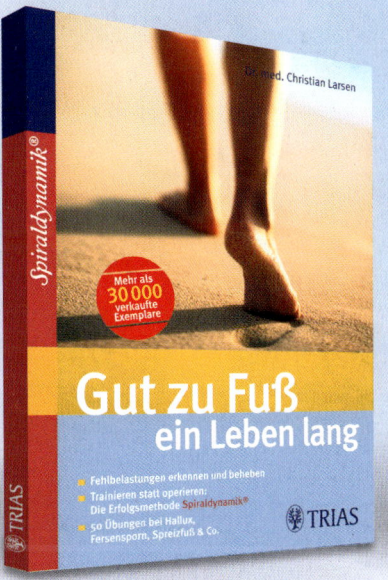
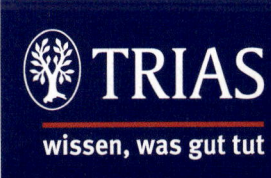

Impressum

*Bibliografische Information
der Deutschen Bibliothek*
Die Deutsche Bibliothek verzeichnet
diese Publikation in der Deutschen
Nationalbibliografie; detaillierte
bibliografische Daten sind im Internet
über http://dnd.ddb.de abrufbar

Umschlaggestaltung und Layout:
CYCLUS · Visuelle Kommunikation,
70186 Stuttgart

Programmplanung und Redaktion:
Sibylle Duelli
Lektorat: Annerose Sieck

Bildnachweis:
Umschlagsfoto vorn und hinten,
Fotos innen S. 3, 6: Fridhelm Volk
Fotos innen: Claudia Larsen

Modell: Marina Prinz

© 2010 TRIAS Verlag in MVS
Medizinverlage Stuttgart GmbH & Co. KG
Oswald-Hesse-Straße 50
70469 Stuttgart
Printed in Germany

Gedruckt auf chlorfrei gebleichtem Papier

Satz: CYCLUS · Media Produktion,
70186 Stuttgart
Druck: AZ Druck und Datentechnik GmbH,
87437 Kempten

ISBN 978-3-8304-3833-5   1 2 3 4 5 6